ビジュアルレクチャー

地域理学療法学
第4版

浅川 育世 編

key word

coffee break

useful knowledge

key word

coffee break

coffee break

marginal notes

key word

useful knowledge

marginal notes

key word

useful knowledge

marginal notes

coffee break

useful knowledge

医歯薬出版株式会社

＜編　集＞

浅川育世（あさかわやすつぐ）　茨城県立医療大学保健医療学部理学療法学科

＜執筆者＞（執筆順）

浅川育世（あさかわやすつぐ）　前掲
松田智行（まつだともゆき）　茨城県立医療大学保健医療学部理学療法学科
橋本貴幸（はしもとたかゆき）　総合病院土浦協同病院リハビリテーション部

This book is originally published in Japanese
under the title of：

BIJYUARU REKUCHA-CHIIKI RIGAKURYOUHOUGAKU　DAI 4 HAN
(Visual Lecture；Community-based Physical Therapy 4th ed)

Editor：
ASAKAWA, Yasutsugu
　Professor, Department of Physical Therapy,
　Ibaraki Prefectural University of Health Sciences

Ⓒ2012 1st ed, Ⓒ2024 4th ed.

ISHIYAKU PUBLISHERS, INC.
　7-10, Honkomagome 1 chome, Bunkyo-ku,
　Tokyo 113-8612, Japan

第4版に寄せて

　本書の第3版が発行されたのは2019年の1月でした．同年5月には元号が平成から令和に変わっています．令和の幕開けは新型コロナウイルス感染症との長きにわたる闘いの始まりでもありました．新型コロナウイルス感染症は私たち理学療法士に影響を及ぼしただけでなく，養成校に通う未来の理学療法士にも大きな影響を及ぼしたものと思います．授業はオンラインで実施され，演習科目は学生同士での接触が制限され，実習前の外出自粛，実習期間の短縮等，学習の機会さえも奪われてしまいました．臨床の現場に目を向けるとクラスターによる病棟閉鎖，通所系サービス・訪問系サービスの休止等がありました．また緊急事態宣言下では市中の人々に移動制限が課せられ，高齢者ではフレイル化も深刻な問題となりました．しかしながら，ウィズコロナで医療・保健・福祉の分野はさらなる発展を遂げたのではないかと思われます．徹底した感染対策はたとえ新型コロナウイルス感染症が終息しても活かされます．オンラインの活用はさまざまな参加の機会を広げるきっかけにもなったと思いますし，リモートでのリハビリテーションサービスの提供も進みました．まさにピンチはチャンスだったのかもしれません．

　また，2024年の幕開けには能登半島地震が発生しました．この場をお借りしてお亡くなりになられた方のご冥福をお祈りするとともに，被災された皆様に心よりお見舞い申し上げます．私自身もJRATチームの一員として被災地支援に携わらせていただきました．被災地の対策本部には多くの医療チーム，福祉チーム等が入っていました．そこでは情報の集約化がとても大切です．各々のチームが避難所を訪問しますが，避難されている方に同じような情報収集を行ってしまうことが少なくありません．避難されている方にとっては迷惑な話です．チーム間の連携がとれていれば情報の集約化が進み，避難されている方に負担をかけることなく支援活動が行えます．地域リハビリテーションでも重要なポイントであると思います．また，JRATの活動は段階的に地域の医療サービスや介護サービスに移行し，最終的に地域リハビリテーション支援活動にバトンを渡すことにあります．地域リハビリテーション支援体制がしっかりと構築されていれば難しいことではありません．また，避難所では多くの方が受動的になりやすく，能動的に動くことを支援するのも私たちの役割となります．このように考えると災害リハビリテーション活動は地域リハビリテーション活動そのものであるように思います．

　ピンチはチャンス，これらの困難を乗り越えて地域理学療法も発展していくことでしょう．第2版に寄せての最後の段落に「地域理学療法の分野は変動的な状況です」と記しています．これからも同じように変動的な状況に合わせ，地域理学療法は発展していかなければなりません．本書をその一助としてご活用いただければ幸いです．

2024年10月

編者　浅川育世

第3版に寄せて

　2019年，いよいよ平成が終わろうとしています．私たち理学療法士の働く環境もこの30年間に大きく変化しました．

　高齢社会を見据え，1989（平成元）年に策定されたゴールドプラン（高齢者保健福祉10か年戦略）では具体的な数値目標が示され，在宅福祉の推進が進められました．それに伴って，医療機関外で働く理学療法士も増えてきました．高齢社会の波は想像をはるかに超えるものであったために，1994（平成6）年にはゴールドプランは見直しを迫られ，新ゴールドプランが新たに策定されています．新ゴールドプランの終了を受け1999（平成11）年に策定されたゴールドプラン21を含め，これら3つの高齢者保健福祉施策では，これまで特別養護老人ホーム等の施設を中心に行われていた介護が，地域・在宅を中心として行われるようになりました．

　2000（平成12）年には介護保険制度が導入され，介護保険関連分野で働く理学療法士も急増しています．しかし，高齢者を支えるには医療と介護・福祉の連携のみでは十分ではなく生活支援サービスも重要であり，高齢者が要介護状態になっても住み慣れた地域で自分らしい生活を最期まで送れるように地域内でサポートし合うシステム，「地域包括ケアシステム」の構築が必要となってきました．地域包括ケアシステムでは私たち理学療法士にも，介護予防，地域課題の把握，課題への対応策の検討等に大きな期待が寄せられています．

　また，さらに一歩進んで，制度・分野ごとの「縦割り」や，「支え手」「受け手」という関係を超えて，地域住民や地域の多様な主体が地域をともに創っていく社会，「地域共生社会」が新たな方向性として示されました．

　第3版では，「地域共生社会」「2018年介護保険制度改正」，「フレイル」「ICT（情報通信技術）」，「終末期のリハビリテーション」等について加筆しました．これから理学療法士は理学療法を提供するだけではなく，地域住民とともに住みよい社会を作る一員としての役割を担い，そのなかで理学療法士の専門性を発揮することが重要となります．新たな元号がどのようなものになるかわかりませんが，新たな地域社会・住みやすい未来を構築するための専門職として皆さんが活躍し，「地域理学療法」を実践することが望まれます．

2018年12月

編者　浅川育世

第2版に寄せて

　2011年に本書が発行されてから4年が経過しました．ほんの4年の間にも地域理学療法分野で働く理学療法士の数は格段に増えました．

　あらためて地域理学療法に関連する法律をみると，介護保険制度については介護予防により重点が置かれるようになりました．さらに，これまでの介護予防の目的が心身機能の改善を中心としていたことに警鐘が鳴らされ，これからの介護予防についてはリハビリテーションの理念をふまえて，「心身機能」「活動」「参加」，それぞれの要素にバランスよく働きかけること，日常生活の活動を高めること，家庭や社会への参加を促すこと，それによって一人ひとりの生きがいや自己実現のための取り組みを支援し，生活の質の向上を目指すものでなければならないことが指摘されています．介護予防には多くの理学療法士がかかわっていると推測されますが，このことを前向きに考えることが大切です．これまで地域リハビリテーション分野には十分な専門職が配置されておらず，まずは心身機能の改善が優先されていたのかもしれません．ある程度専門職が配置されるようになり，また地域リハビリテーションに専門職が関与する制度が整備されてきたこともあり，専門職により大きな期待がかけられるようになったととらえることができます．量から質へその内容の変化が求められる時期に入ったともいえるでしょう．もちろんこの専門職の中には理学療法士が含まれます．現在わが国が抱えている高齢者問題については，2025年を目途に地域包括ケアシステムの構築が目指されています．これからの理学療法士は地域の抱える問題を分析する目をもち，新たな地域のシステムを構築するための一翼を担う役割があります．ますます理学療法士の活躍の場が広がるのは明らかです．またその中心となるのは学生の皆さんに他なりません．

　第2版では，地域理学療法に関連する法律の改正や，これからの国の施策等について加筆・修正しました．初版の序において，関連する法律については改正に常に目を配っておく必要があると書きました．ほんの4年の間にも障害者自立支援法は障害者総合支援法へ，また介護保険についても2012年，2015年に改正される等，依然として地域理学療法の分野は変動的な状況です．本書を活用する皆さんには本書を基本的事項の学習に用いていただき，自ら新たな地域理学療法を展開するような人材になっていただければと思います．

2015年11月

編者　浅川育世

序

　「理学療法士及び作業療法士法」によれば理学療法の対象は「身体に障害のあるもの」とされています．万人の願いであった長寿社会も既に人生80年を迎え，ほぼ目標に到達したと思ったのもつかの間に，少子高齢化という問題が明らかとなりました．女性の社会進出や，核家族化という背景も伴い，今度は介護問題がクローズアップされるようになると健康寿命の延長が命題となってきました．そこで理学療法の対象も身体に障害のあるものばかりではなく，健康管理，身体機能維持・増進を目標に，いわゆる健常者までに拡大されてきています．

　また，2000年の介護保険制度導入では社会的入院を余儀なくされていた要介護者を居宅（住み慣れた場所）で介護していく方向へ修正が図られ，地域には潜在的に理学療法を必要とする対象者が増えることとなりました．さらに2006年の介護保険法改正では介護予防に重点が置かれ，よりいっそう理学療法士の活躍の場が広がっています．医療施設でも地域連携クリティカルパスが導入され，疾病の発症から維持期まで切れ目のない医療が提供されるようになり，まさしく誰もが住み慣れた地域で生涯を安心して過ごすことが実現可能になってきています．このような社会情勢において「地域理学療法」を学習することはとても大きな意義があります．

　本テキストでは，必要な知識の基礎をなるべくわかりやすく解説したつもりです．地域という幅の広いフィールドでの対象者は重度の障害をもった方から健常者までそれこそ千差万別で，対応に明確な答えはありません．この分野の理学療法は歴史も浅く，関連法律の改正や制定により変動的でもあります．関連する法律等は現行のものを主に掲載していますが，改正については常に目を配っておく必要があるでしょう．テキスト内には適宜紹介事例を盛り込んでいますが，それらはあくまでも参考であり，皆さんが臨床場面で遭遇するケースは似通ってはいても必ずしも一致はしません．

　このテキストを手がかりに，皆さんが地域理学療法の本質とは何かを学び，将来地域理学療法の実践の担い手として活躍していただくことを切に願います．

2011年12月

編者　浅川育世

ビジュアルレクチャー 地域理学療法学 第4版

目次

1章 地域リハビリテーション総論
浅川育世

I. 地域リハビリテーションの概念 ……… 2
A リハビリテーションの定義 ……… 2
1. 自立とは？ ……… 3
2. QOLとは？ ……… 3
3. ノーマライゼーションとは？ ……… 4

B "地域"とは ……… 5
1. 現実的な生活空間からみた地域 ……… 5
2. 行政（保健医療政策）からみた地域 ……… 5
3. 日常生活圏域 ……… 6
4. 地球規模でとらえた地域 ……… 6

C 地域リハビリテーション ……… 7
1. 地域リハビリテーションの定義とは？ ……… 7
2. 地域リハビリテーションの活動指針 ……… 7
3. 地域リハビリテーションを推し進めるための施策は？ ……… 9

D CBR（Community Based Rehabilitation） ……… 10
1. CBRの定義と目標は？ ……… 10
2. CBRマトリックスとは？ ……… 10

II. 地域理学療法の概念 ……… 11
1. 理学療法とリハビリテーション ……… 11
2. 地域理学療法の定義は？ ……… 11
3. 地域理学療法誕生の背景は？ ……… 11
4. 本書における地域理学療法の定義 ……… 13

III. 多職種連携 ……… 14
1. 協働とは？ ……… 14
2. 地域理学療法における協働者 ……… 14
3. 連携とは？ ……… 15
4. 連携の方法は？ ……… 15

2章 地域理学療法の対象および関連制度
浅川育世・松田智行

I. 地域理学療法の対象者 ……… 20
1. 高齢者が対象です ……… 20
2. 障害のある人が対象です ……… 21
3. 障害のある児童が対象です ……… 21

II. 介護保険制度 ……… 24
1. 介護保険制度創設の背景は？ ……… 24
2. 被保険者とサービスとの関係 ……… 24
3. 介護保険制度改正について ……… 25

III. 障害者総合支援法 ……… 28
1. 「支援費制度」から「障害者自立支援法」、そして「障害者総合支援法」へ ……… 28
2. 「障害者総合支援法」の目的は？ ……… 29
3. 「障害者自立支援法」・「障害者総合支援法」の主な改正内容は？ ……… 30
4. サービスの内容は？ ……… 31
5. サービス利用までの流れは？ ……… 35

IV. 地域における社会資源 ……… 36
1. フォーマルサービスとインフォーマルサービス ……… 36
2. 法律や制度 ……… 36
3. 地域包括支援センター ……… 37

vii

V. 地域包括ケアシステムの構築 ……… 38	VI. 地域共生社会 ……… 44
1 地域包括ケアシステムの考え方 ……… 38	1 地域共生社会の定義 ……… 44
2 5つの構成要素 ……… 38	2 地域共生社会の実現に向けた背景 ……… 44
3 「本人・家族の選択と心構え」と 「自助」「互助」「共助」「公助」 ……… 40	3 地域共生社会の構想 ……… 44
4 地域包括ケアシステムにおける 理学療法士への期待 ……… 40	4 共生型サービスについて ……… 44
	5 2040年に向けて ……… 45

3章 介護保険制度下での地域理学療法
松田智行・浅川育世

I. 要介護認定とケアマネジメント ……… 48
A 要介護認定 ……… 48
1. 要支援1・2で利用できるサービスは？ ……… 48
2. 要介護1〜5で利用できるサービスは？ ……… 50
3. 地域支援事業とは？ ……… 50

B ケアマネジメント ……… 54

II. 介護保険における理学療法 ……… 55
A 施設サービス ……… 56
1. 生活場面に即した介護の実践と評価 ……… 56
2. 施設における理学療法士の役割 ……… 57
3. "獲得された無力感"への配慮 ……… 57

B 通所サービス ……… 58

C 訪問サービス ……… 58

III. 特定疾病の特徴と介入への視点 ……… 61
1. シャイ・ドレガー症候群の事例
「娘の結婚式で挨拶がしたい」 ……… 61

4章 在宅理学療法
橋本貴幸・浅川育世

I. 在宅医療にかかわる知識 ……… 64
A 呼 吸 ……… 64
1. 在宅人工呼吸療法（HMV）とは？ ……… 64
2. 在宅酸素療法（HOT）とは？ ……… 65

B 栄養状態 ……… 67
1. 摂食・嚥下とは？ ……… 67
2. 栄養法にはどのようなものがあるの？ ……… 67

C 褥 瘡 ……… 70
1. 褥瘡を生じやすい局所要因は？ ……… 70
2. 褥瘡を生じやすい全身要因は？ ……… 70
3. 褥瘡を生じやすい社会的要因は？ ……… 70
4. 褥瘡の好発部位は？ ……… 70
5. 褥瘡を予防するには？ ……… 71
6. 保存的治療 ……… 71

D 感染予防 ……… 74
1. 接触感染とは？ ……… 74
2. 飛沫感染とは？ ……… 74
3. 空気感染とは？ ……… 74
4. 新型コロナウイルスの感染経路は？ ……… 74
5. 湿性生体物質とは？ ……… 74
6. 標準予防策 ……… 74
7. 蓄尿バッグの管理 ……… 78

II. 健康状態の評価とリスク管理 ……… 79
1. 生活リズムの評価 ……… 79
2. バイタルサインの評価 ……… 79
3. 運動を開始するうえでの
リスク管理の基準は？ ……… 81
4. 注意すべきリスク①起立性低血圧 ……… 81
5. 注意すべきリスク②
高齢者の気管支炎・肺炎 ……… 81
6. 注意すべきリスク③逆流性食道炎 ……… 82
7. 注意すべきリスク④脱水（高齢者） ……… 82
8. 注意すべきリスク⑤低酸素血症 ……… 82

- 9 注意すべきリスク⑥薬剤 ……………… 83
- 10 注意すべきリスク⑦深部静脈血栓症（DVT）
   ……………………………………………… 83
- 11 心肺蘇生（CPR） …………………………… 84

III．住環境の整備 …………………………… 85
- 1 「住宅」と「住まい」の違いは？ ……………… 85
- 2 住まいに必要とされる条件は？ ……………… 85
- 3 住環境はどのように評価するの？ …………… 85
- 4 福祉制度はどのように利用できるの？ ……… 87
- 5 住宅改修の実際 ………………………………… 88

IV．福祉用具の導入 …………………………… 96
- 1 福祉用具の歴史と定義 ………………………… 96
- 2 福祉用具を有効に利用するためには？ ……… 96
- 3 福祉用具の給付・貸与制度は？ ……………… 97
- 4 歩行補助具 ……………………………………… 99
- 5 車椅子 …………………………………………… 102
- 6 移動用リフト …………………………………… 104
- 7 日常生活用具 …………………………………… 105
- 8 環境制御装置（ECS） ………………………… 106
- 9 ICT（情報通信技術） ………………………… 106
- 10 レクリエーション・スポーツ ………………… 108

V．動作指導と介助方法の指導 ……………… 109
- 1 ベッド上でのポジショニングは？ …………… 109
- 2 動作指導と介助方法の指導ポイントは？ … 109

VI．健康増進への取り組み …………………… 115
A 健康増進のための活動量の指標 ………… 115
- 1 歩　行 …………………………………………… 115
- 2 METs …………………………………………… 115
- 3 国際標準化身体活動質問表（IPAQ） ……… 116
- 4 歩数計や加速度計 ……………………………… 116

B 介護予防事業 ………………………………… 119
- 1 介護予防の定義と概念 ………………………… 119
- 2 介護保険法における介護予防事業 …………… 119
- 3 介護予防事業の変遷と
   リハビリテーション専門職 …………………… 120
- 4 ロコモティブシンドローム …………………… 120
- 5 サルコペニア …………………………………… 121
- 6 フレイル ………………………………………… 121
- 7 高齢者が運動を行ううえでの注意事項 …… 123
- 8 介護予防の評価方法 …………………………… 124
- 9 地域開発をも目指した介護予防事業 ……… 124
- 10 介護予防を通じ高齢者の社会参加を図る
   取り組みの紹介 ………………………………… 126

C 産業保健分野での理学療法 ……………… 127
- 1 産業保健 ………………………………………… 127
- 2 産業保健分野と理学療法士 …………………… 127

VII．終末期のリハビリテーション ………… 128
- 1 終末期とは？ …………………………………… 128
- 2 ケアの種類 ……………………………………… 129
- 3 インフォームド・コンセントと終末期 …… 129
- 4 がん患者リハビリテーションの4つの病期
   と目的 …………………………………………… 129
- 5 終末期におけるリハビリテーションの目的
   と内容 …………………………………………… 130
- 6 終末期の主な症状とリスク …………………… 130
- 7 終末期のリハビリテーションの役割 ……… 130

5章　症例検討・演習課題
松田智行・橋本貴幸

- I．施設入所例 ………………………………… 134
- II．在宅復帰例 …………………………………139
- III．在宅例 ………………………………………142

索引 ……………………………………………… 144

コラム目次

1章
① リハビリテーションの4分野 2
② 「自立」の意味するもの 3
③ ノーマライゼーション 4
④ 3つの保健医療圏 5
⑤ SDGs 6
⑥ 「維持期リハビリテーション」＝「地域リハビリテーション」？ 8
⑦ 理学療法の範囲は拡大している 11
⑧ 福祉関係八法の改正 12
⑨ 介護保険制度誕生の背景にあるもの 13
⑩ 地域密着型サービス 13
⑪ "連携"を英語で言うと？ 15
⑫ 「入退院支援加算」と「地域連携診療計画加算」 18

2章
① 「令和4年生活のしづらさなどに関する調査」について 22
② 介護保険の保険料 24
③ 介護予防 25
④ 介護支援専門員（ケアマネジャー） 27
⑤ 措置制度と契約制度 28
⑥ 応能負担と応益負担（定率負担） 29
⑦ 難病 31
⑧ 障害支援区分 35
⑨ 成年後見制度 37
⑩ 団塊の世代 38
⑪ 理学療法士への大きな期待 43

3章
① 市町村における地域づくり 50
② 介護老人福祉施設と介護医療院 56
③ 人生の最終段階における医療・ケアの決定プロセス 57
④ 「看取り」について 57
⑤ 「活動と参加」と「リハビリテーションマネジメント」 58
⑥ 指定難病と特定疾病 62

4章
① 深部静脈血栓症（DVT：Deep Vein Thrombosis） 65
② 鼻カニュラと酸素吸入装置 66
③ 知っておきたいパルスオキシメーターのこと 66
④ 胃瘻（PEG：Percutaneous Endoscopic Gastrostomy） 69
⑤ 中心静脈栄養法（TPN） 69
⑥ 中心静脈栄養法（TPN）に関連する用語 69
⑦ 栄養状態の指標 70
⑧ 体位変換の頻度 71
⑨ ずれ力の発生を抑えるギャッジアップ操作 72
⑩ 褥瘡評価ツール（DESIGN-R®） 73
⑪ 腸閉塞（イレウス） 80
⑫ バイタルサイン 80
⑬ 誤嚥性肺炎 82
⑭ 自動体外式除細動器（AED） 84
⑮ バリアフリーデザイン・ユニバーサルデザイン・アクセシブルデザイン 86
⑯ なぜ起こる？ 家庭内事故死 86
⑰ なぜ上限が20万円なのか？ 88
⑱ 出入りは玄関から？ 93
⑲ 日本家屋の建築基準（尺貫法） 95
⑳ 生活支援機器 97
㉑ 介護保険法と障害者総合支援法との関係 97
㉒ 特例補装具費の支給 98
㉓ CaneとCrutch 100
㉔ シルバーカー 102
㉕ 車椅子の幅とハンドリム 102
㉖ 車椅子のメンテナンス 104
㉗ スリングシート 104
㉘ 健康日本21とは？ 116
㉙ 介護保険法第4条（国民の努力及び義務） 119
㉚ 災害支援 132

5章
① 5疾病・6事業とは？ 135
② 医療機能の分化・連携 135
③ 病診連携 135
④ 認知症 136
⑤ 徘徊 136
⑥ 災害時要援護者に対する避難支援について 140
⑦ 終末期リハビリテーション 143

コラムマークの見方

補足説明
関連知識や発展的内容

用語解説
キーとなる用語をもう一歩ふみこんで解説

豆知識
知っておくと役に立つ事柄

コーヒーブレイク
本文に関連した息抜きになる読み物

1章 地域リハビリテーション総論

Ⅰ．地域リハビリテーションの概念
Ⅱ．地域理学療法の概念
Ⅲ．多職種連携

I. 地域リハビリテーションの概念

> **はじめに**
>
> ここではまず，
> - リハビリテーションとはどのようなものなのか
> - 地域をどうとらえるか
> - 地域リハビリテーションとはどのようなものか
> - 地域リハビリテーションに必要なキーワード
>
> 等について整理します．

A　リハビリテーションの定義

　古くは更生や療育，社会復帰等と訳されていましたが，現在は「リハビリテーション」という言葉そのものが一般的になっています．以下に代表的なリハビリテーションの定義を挙げます．

- 「リハビリテーションとは，障害者を，その人にとって可能な限り最大の**身体的，精神的，社会的，経済的な有用性を有するまでに回復させる**ことである」（全米リハビリテーション協議会，1943年）
- 「リハビリテーションとは，**医学的，社会的，教育的，職業的手段を組み合わせ**，かつ，相互に調整して，訓練あるいは再訓練することによって，障害者の機能的能力を可能な最高レベルに達せしめることである」（WHO，1969年）（コラム①）

 コラム①　リハビリテーションの4分野

- **医学的リハビリテーション**
「個人の身体的機能と心理的能力，また必要な場合には補償的な機能を伸ばすことを目的にし，自立を獲得し，積極的な人生を営むようにする医学的ケアのプロセスである」（WHO，1969年）
- **社会的リハビリテーション**
「社会的リハビリテーションとは，社会生活力を高めることを目的としたプロセスである．社会生活力とは，さまざまな社会的な状況の中で，自分のニーズを満たし，1人ひとりに可能な最も豊かな社会参加を実現する権利を行使する力を意味する」（Rehabilitation International，1986年）
- **教育的リハビリテーション**
特別支援学校等で行われる特別支援教育のみならず，社会教育や生涯教育までをも含む専門的な教育活動を指す．
- **職業的リハビリテーション**
「継続的で総合的なリハビリテーション過程のうち，障害者が適当な職業に就き，かつ，それを継続することができるようにするために計画された職業的なサービスを提供する部分をいう」（ILO：国際労働機関，1955年）

●「リハビリテーションとは，**身体的，精神的，かつまた社会的に**最も適した機能水準の達成を可能とすることによって，各個人が自らの人生を変革していくための手段を提供していくことを目指し，かつ，時間を限定したプロセスである」（国連「障害者に関する世界行動計画」，1982年）

これらの定義から医療的ケアのみでは真のリハビリテーションは成立しないことがわかります．また，目標は自立することであり，自立することが個人のQOLを高め，ノーマライゼーションの確立を推し進めると考えられます．

1 自立とは？

ここでいう自立は，日常生活動作（ADL）の自立や経済的自立，職業的自立等，従来から扱われていた自立のみでなく，重度の障害があり，このような自立が達成できない人にも**1人ひとりが責任をもち，主体的に生活する**ことを目的としています（コラム②）．

そのためには自己決定，意思決定，選択権を行使できるようになる（する）ことが大切です．

2 QOLとは？

QOL（Quality of Life）は「生命の質」や「生活の質」と訳されます．その概念は，生きがいや幸福感といった大きなものから健康に関する満足感といったものまで多種多様です（図1）．

ここでは健康関連QOLに着目します．代表的な評価指標として用いられるものにSF-36®（MOS Short-Form 36-Item Health Survey）があり，以下の8つの下位尺度から構成されています．
- 身体機能
- 心の健康
- 日常役割機能（身体）
- 日常役割機能（精神）

💡 コラム② 「自立」の意味するもの

1970年代になり重度身体障害者が中心となった自立生活運動（IL運動：Independent Living Movement）が始まりました．その目的は，重度の障害を有していても自分の人生を自立して生きることでした．

前述したリハビリテーションの定義にみられるように，障害者のリハビリテーションは専門家の考えたプログラムによって進められてきましたが，IL運動では自らがリハビリテーションを進めていく考え方が強調されています．

たとえば，重度の身体障害者が食事を自力で行えば1時間で終了する（時間はかかりますが身辺能力としてみれば自立している状態）といった状況があったとします．私たちはADL自立の観点から，食事動作が自立できるよう支援するでしょう．でも，もし誰かの介助があって15分で食事を終えた場合，彼には45分の自由な時間が残るわけです．

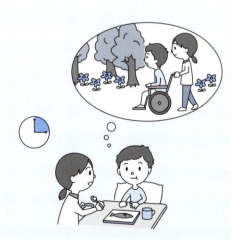

ここで15分の介助による食事を選んだ場合には，彼は自立していないということになるのでしょうか？

ADLにばかり目が向くとQOLの向上には必ずしもつながっていかないのがわかります．

さあ，あなたはどう考えますか？

- 身体の痛み
- 全体的健康感
- 活力
- 社会生活機能

つまり，リハビリテーションの目標もこれらの要素を満たす必要があります．また，その実現のためには日常生活や社会生活のあり方においても，自己決定，意思決定，選択が可能であることが重要です（前述した自立ということです）．

3 ノーマライゼーションとは？

障害をもつ人ももたない人も，高齢者も若者も，**誰もが等しく家庭や住み慣れた地域で，互いに人間として尊重し合いながら共に生きる**，という社会を目指す理念であり，誰もが当然有している普通の生活を送ることができる権利を保障することです（コラム③）．

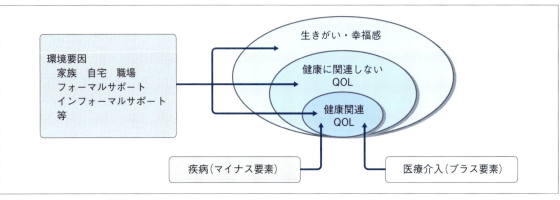

図1　QOLの概念図　　　　　　　　　　　　　　　　　　（池上・他，2001，文献1より）

コラム③　ノーマライゼーション

ノーマライゼーションは，1950年代のデンマークにおいて知的障害者の親の会の運動から始まったとされています．ノーマライゼーションは，入所施設の非人間的な状況を改善することを求める活動で提唱された概念で，デンマークのバンク-ミケルセン（Bank-Mikkelsen, N. E.）によって，知的障害者は「住居，教育，仕事，そして余暇の条件を通常にすること．そしてそれは，すべての他の人々がもっている法的権利や人権を，彼らにもたらすことを意味する」と定義されました．

また，スウェーデンのニーリエ（Nirije, B.）は，知的障害者を，「社会生活の通常の環境や方法にできるかぎり近づけるような生活パターンや日々の暮らしの条件を得られるようにすること」と定義し，この概念は国際的な広がりをみせました．

アメリカでは，1990年に，身体的・精神的障害を理由とした差別を禁止する「障害をもつアメリカ人法（Americans with Disabilities Act：ADA法）」が制定され，あらゆる分野での障害者の機会均等が保障されています．

なお，アメリカでは人種差別問題における「黒人と白人の対等の権利」に対し，ノーマライゼーションという言葉が用いられることが多く，「障害者と健常者の対等の権利」についてはメインストリーム（主流化）という言葉が用いられます．

日本では1995年にリハビリテーションとノーマライゼーションの理念の実現に向けた施策として，「障害者プラン～ノーマライゼーション7か年戦略～」を策定しています．この施策は，以下の7つの視点から重点施策実施計画をまとめています．

① 地域でともに生活するために
② 社会的自立を促進するために
③ バリアフリー化を促進するために
④ 生活の質（QOL）の向上を目指して
⑤ 安全な暮らしを確保するために
⑥ 心のバリアを取り除くために
⑦ わが国にふさわしい国際協力・国際交流を

B "地域"とは

ノーマライゼーションの考え方にも「**住み慣れた地域で**」という言葉が入っていました．ここで，具体的に"地域"というものを整理していきます（図2）．

1 現実的な生活空間からみた地域

私たちが生活している空間そのものです．自宅・学校・職場といったものから家族やご近所さん，自治会，老人会等，私たちを身近に包む空間や存在が，生きがいや精神の安寧につながっていることは少なくありません．このような単位の空間をまず第一の地域としてとらえます．

「地域理学療法」という場合には，このレベルの地域を対象とすることが多いといえます．

2 行政（保健医療政策）からみた地域

各都道府県にはそれぞれに**保健医療圏**というものが設定されています．保健医療圏は，**都道府県が病床の整備を行うにあたって，その基本となる地域単位**のことです．病床とはベッドのことで保

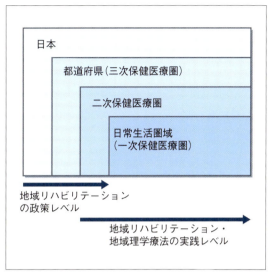

図2 地域レベルと地域リハビリテーション・地域理学療法との関係

健医療圏ごとに必要な病床数が決められ，それに見合った医療従事者の数が策定されています．

「地域リハビリテーション」という観点からみた場合，この保健医療圏において目的や政策が決められることが多いです（コラム④）．

 コラム④　3つの保健医療圏

● **一次保健医療圏**

地域住民の日常生活を支える健康相談や健康管理，疾病予防や頻度の高い一般的な傷病の治療等住民に密着した保健医療サービスと，福祉サービスが一体となって，総合的，継続的に提供されていくうえで最も基礎的な圏域とされます．介護保険等の関係から市区町村がその単位とされます．

● **二次保健医療圏**

特殊な医療を除く一般の医療需要に対応するために設定される区域です．入院医療を圏域内で基本的に確保するとともに，医療機関の機能連携に基づく医療サービスと，広域的・専門的な保健サービスとの連携等によって，包括的な保健医療サービスを提供していくうえでの圏域とされます．

● **三次保健医療圏**

一次および二次の保健医療体制との連携のもとに，特殊な医療提供を確保します．都道府県全域での対応が必要な保健医療サービスを提供するうえでの区域であり，その体制を整備していくための地域的単位とされます．

3 日常生活圏域

介護保険法では,各自治体(市町村)において,高齢者が住み慣れた地域で暮らせるよう自治体内をいくつかに区分した日常生活圏域が設定されています.

日常生活圏域は,「その住民が日常生活を営んでいる地域」を基準とし,小学校区や中学校区で区分されていることが多いです.

「地域理学療法」では,このレベルの地域も具体的な対象となります.

4 地球規模でとらえた地域

持続可能な開発目標(SDGs:Sustainable Development Goals)(コラム⑤)では,「誰一人取り残さない(leave no one behind)」ことが宣言され,2030年までに持続可能でよりよい世界を目指す17の国際目標が立てられています.目標にはNo3「すべての人に健康と福祉を」やNo10「人や国の不平等をなくそう」,No11「住み続けられるまちづくりを」等,リハビリテーションに関連するものも含まれています.地域という枠組みを,国境を越えて地球規模で考える時代となっているのかもしれません.

 コラム⑤　SDGs

SDGsは2015年9月の国際連合のサミットで採択された「持続可能な開発のための2030アジェンダ」にて記載された,2016年から2030年までの国際目標です.2023年の世界の国々のSDGs達成度ランキングでは,日本は21位と発表されています.No3「すべての人に健康と福祉を」やNo11「住み続けられるまちづくりを」では高い評価を得ています.

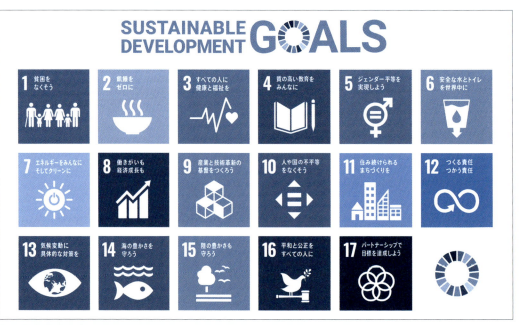

図3　SDGsのポスター

C 地域リハビリテーション

大田[2]によれば，日本における地域リハビリテーションの原点は1960年以前から行われていた保健師による訪問リハビリテーションにあるとされます．また，1970年代には大阪府大東市において地域における子どもたちのノーマライゼーションを目指し始まった地域リハビリテーションがあり，1983年から老人保健法により開始された機能訓練事業についても地域リハビリテーションとして紹介されています．このように地域リハビリテーションと一口にいっても，対象も違えば，前述のとおり「地域」の範囲も目的によって異なります．また「リハビリテーション」の概念も非常に広いため整理することが必要です．

ここでは，地域リハビリテーションがどのようにとらえられているのかを具体的にみてみます．

1 地域リハビリテーションの定義とは？

●「地域リハビリテーションとは，地域に存在するさまざまな社会資源を，障害者本人，家族，地域社会が使い，またはつくり出し，地域社会の主流に障害者が再び主体的に融合できるためのリハビリテーションである」（厚生省地域リハビリテーションシステム委員会）
●「地域リハビリテーションとは，障害のある子供や成人・高齢者とその家族が，住み慣れたところで，一生安全に，その人らしくいきいきとした生活ができるよう，保健・医療・福祉・介護及び地域住民を含め生活にかかわるあらゆる人々や機関・組織がリハビリテーションの立場から協力し合って行う活動のすべてをいう」（日本リハビリテーション病院・施設協会）

日本リハビリテーション病院・施設協会の示した定義からは，場所（**住み慣れたところ**），かかわる人（**そこに住む人，専門職・専門機関**），内容（**リハビリテーションの立場に立って**），方法（**協力し合って行う**）といったキーワードを読み取ることができます．地域リハビリテーションは，住民参加といったソフト面をも含む包括的な活動であることが理解できるでしょう．

一方で，伊藤[3]は，
●「地域リハビリテーションとは，地域・在宅で生活している障害者を対象に，その生活の場を中心に展開されるリハビリテーションのことである．ここでは，病院や施設に入院・入所して行われる初期のリハビリテーションとは区別して考える．リハビリテーションは，疾病発症の初期段階において，入院機関に入院して行われるリハビリテーションと地域リハビリテーションの両者が相まって，一貫したリハビリテーションが行われ，社会への統合という目標が達成できるものである」とし，地域リハビリテーションを病院や施設に入院または入所して行われるリハビリテーションとは区別して定義しています（コラム⑥）．

いずれの立場でも地域におけるノーマライゼーションの確立を目的としたものであることがわかります．

2 地域リハビリテーションの活動指針

日本リハビリテーション病院・施設協会では前述の定義とともに，活動の指針として以下の5つを示しています．

●障害の発生は予防することが大切であり，リハビリテーション関係機関や専門職は，介護予防にかかわる諸活動（地域リハビリテーション活動支援事業等）に積極的にかかわっていくことが求められる．また，災害等による避難生活で生じる生活機能の低下にもリハビリテーションが活用されるべきである．
●あらゆるライフステージに対応してリハビリテーションサービスが総合的かつ継続的に提供できる支援システムを地域に作っていくことが求められる．ことに医療においては，廃用症候の予防および生活機能改善のため，疾病や障害が発生した当初よりリハビリテーションサービスが提供さ

れることが重要であり，そのサービスは急性期から回復期，生活期へと遅滞なく効率的に継続される必要がある．
● さらに，機能や活動能力の改善が困難な人々に対しても，できうる限り社会参加を促し，また生あるかぎり人間らしく過ごせるよう支援がなされなければならない．
● 加えて，一般の人々や活動に加わる人が障害を負うことや年をとることを家族や自分自身の問題としてとらえるよう啓発されることが必要である．
● 今後は，専門的サービスのみでなく，認知症カフェ活動・認知症サポーター・ボランティア活動

 コラム⑥ 「維持期リハビリテーション」＝「地域リハビリテーション」？

現在の医療サービスとしてのリハビリテーションは急性期・回復期・維持期と分化されています（図4）．

● **急性期リハビリテーション**
発生後，可能なかぎり早期に開始されるリハビリテーションです．二次的な合併症予防や早期離床を目的としてベッドサイドから開始されます．

● **回復期リハビリテーション**
急性期リハビリテーションに引き続き行われるリハビリテーションです．より積極的に多彩なリハビリテーションが展開されます（2000年の診療報酬改定により，発症後1～2か月以内の脳血管障害者や大腿骨頸部骨折患者等を対象とした回復期リハビリテーション病棟が導入されました）．回復期リハビリテーション病棟の目的の1つには家庭復帰があります．

● **維持期リハビリテーション**
急性期や回復期のリハビリテーションに引き続き行われるリハビリテーションです．身体機能の低下の防止に加え，社会参加の促進や介護負担の軽減等，生活の自立支援を目的としたリハビリテーションが実施されます．

この維持期リハビリテーションを地域リハビリテーションだと解釈される場合が多いのですが，リハビリテーションに4つの分野があることを考えれば，「維持期リハビリテーション」＝「地域リハビリテーション」としてしまうのは非常に狭義な考え方であることがわかるでしょう．

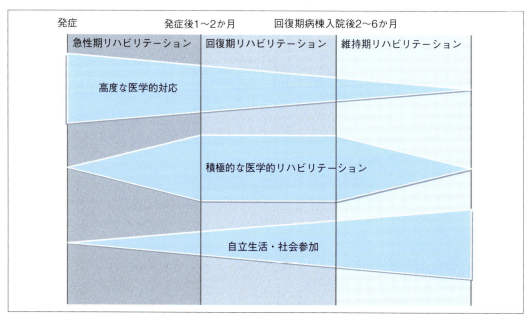

図4　今日の医療体系とリハビリテーション

等への支援や育成も行い，地域住民による支え合い活動も含めた生活圏域ごとの総合的な支援体制ができるよう働きかけていくべきである．

これらから地域リハビリテーションは，障害の発症の予防から障害を負った後まで，継続して，専門家だけではなく地域住民も巻き込んだ支援を可能とするシステムを構築することにあるといえます．非常に大きい概念ですから，携わる人々も各種の専門家や当事者，地域住民にまで及ぶことが理解できるでしょう．

3 地域リハビリテーションを推し進めるための施策は？

より身近な地域で，適切なリハビリテーションサービスを受けられるよう，各都道府県では地域リハビリテーション支援体制が組織されています．都道府県は地域リハビリテーションを促進するための企画体制として，「都道府県リハビリテーション協議会」を組織し，リハビリテーション連携指針の作成やリハビリテーション支援センターの指定に係る調整・協議を行います．指定を受けた「都道府県リハビリテーション支援センター」は，地域リハビリテーション従事者に向けた研修会の企画やリハビリテーション資源の把握，地域リハビリテーションの拠点施設の連絡会議等を行います．また，「都道府県リハビリテーション協議会」は市区町村や二次医療圏等地域の実情に応じ「地域リハビリテーション支援センター」を指定し，「都道府県リハビリテーション支援センター」が「地域リハビリテーション支援センター」を支援する体制となっています．「地域リハビリテーション支援センター」では圏域での連絡会議や研修会の開催，市町村が行う地域包括ケアシステム関連施策への支援（通いの場や地域ケア会議等への派遣の調整）等を行います．組織建てや内容によっては都道府県の実情に合わせて構築されています．地域リハビリテーション支援体制のイメージは図5のように示されています．

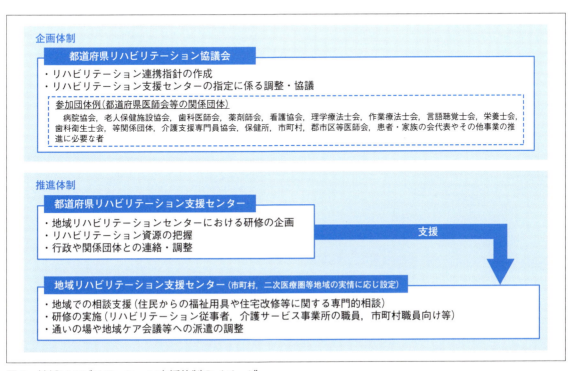

図5　地域リハビリテーション支援体制のイメージ

（一般社団法人日本リハビリテーション病院・施設協会，文献4より）

D CBR(Community Based Rehabilitation)

世界保健機関（WHO）は，障害の予防とリハビリテーションの普及のためにはコミュニティ（地域社会・共同体）の関与が重要としています．

CBRは日本語で"地域に根ざしたリハビリテーション""地域住民参加型リハビリテーション"とよばれます．主に開発途上国での推進が重要とされているため日本の実態とは異なりますが，考え方には日本の「地域リハビリテーション」と似た点も多いため，参考になります．

1 CBRの定義と目標は？

CBRの定義は，「すべての障害者のリハビリテーション，機会均等，ソーシャルインクルージョン（社会的包摂）のための総合的な地域開発の中での戦略である」「CBRは障害をもつ人々，その家族，地域社会や団体および関係する政府機関や非政府機関の保健，教育，職業，社会その他のサービスの協働によって行う」とされます〔WHO，国連教育科学文化機関（UNESCO），国際労働機関（ILO），2004年〕[7]．多職種連携，障害者の権利，自己決定の尊重，インクルージョン，ノーマライゼーション等が包括された取り組みであることがわかります．

また，CBRの目標は「障害をもつ人々が身体的・精神的能力を最大限発揮し，一般のサービスや機会にアクセスし，地域社会に積極的に貢献できるようにすること」「地域を活性化し，地域の変化を通して，たとえば社会参加の障壁を取り除くことにより，障害者の人権を促進および保護すること」とされ[7]，エンパワメントや機会均等，バリアフリー，人権擁護等を読み取ることができます．

CBRには，日本における「地域リハビリテーション」と共通する理念があることがわかります．

2 CBRマトリックスとは？

CBRを展開するには，障害をもった人や困難を抱える人がどのような状況に置かれているのかを明らかにする必要があります．その際に使用することを想定し作成されたのがCBRマトリックスです．CBRマトリックスは2010年にWHO，ILO，UNESCO，国際障害と開発コンソーシアム（IDDC）が発表した『CBRガイドライン』の策定過程で作成され，5つのコンポーネント（保健，教育，生計，社会，エンパワメント）ごとに5つの小項目がまとめられています（図6）[8,9]．

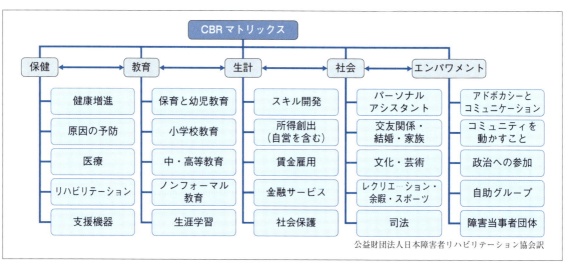

図6　CBRマトリックス　〔障害分野NGO連絡会（JANNET）ら〕[8]，（日本障害者リハビリテーション協会ら）[9]

Ⅱ. 地域理学療法の概念

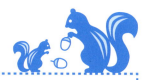

> **はじめに**
> ここでは，「地域理学療法」と「地域リハビリテーション」の関係や成り立ち，その実際について学びましょう．

1 理学療法とリハビリテーション

「リハビリテーション」はチームアプローチともいわれます．そして，理学療法士はチームアプローチにおける重要な職種の1つです．一方，「理学療法」はチームアプローチではなく，理学療法士と対象者によって行われます（コラム⑦）．

つまり，理学療法士は「リハビリテーション」の一翼を担う存在であり，「理学療法」は「リハビリテーション」の一手段ととらえることができます．

2 地域理学療法の定義は？

1989年に日本理学療法士協会は，『地域理学療法マニュアル』を発行しました．この中で，「地域理学療法という語は，地域リハビリテーション活動体系の中の一翼を担うものとして位置付けられる"地域を基盤として行われる理学療法士による専門的援助"を意味して用いることにする」とされ，これを地域理学療法の定義とみることができます．

3 地域理学療法誕生の背景は？

現在のような地域理学療法は，日本に理学療法士が誕生し，すぐに始まったものではありません．地域理学療法がどのような背景で生まれたのかを理解することは，これからの地域理学療法の発展のためにも有用です．

ⓐ 理学療法士誕生からの創成期

1965年に「理学療法士及び作業療法士法」が策定され，理学療法士が誕生します．1970年代に

 コラム⑦　理学療法の範囲は拡大している

「理学療法士及び作業療法士法」第2条において，「『理学療法』とは，身体に障害のある者に対し，主としてその基本的動作能力の回復を図るため，治療体操その他の運動を行なわせ，及び電気刺激，マッサージ，温熱その他の物理的手段を加えることをいう」と記載されています．

しかし，今日，理学療法士の行う理学療法の内容には福祉用具の選定やアドバイス，生活環境の評価や調整も含まれます．また，糖尿病や肥満をはじめとする生活習慣病の予防やそのコントロールも理学療法の対象となっています．社会の情勢によって理学療法の範囲は拡大されてきています．

かけて，理学療法士の活動は，医療を中心に多くが病院内で行われていました．しかし，1976年にWHOがCBRを採択したことにより，日本でも国際的動向を受け，保健，医療，福祉が一体となった地域リハビリテーションの重要性が認識されるようになります．

ⓑ 老人保健法の制定

1980年代に入ると理学療法士の活動の場は病院外へと広がります．1982年に「老人保健法」が制定され，翌1983年に施行となり，これによって機能訓練および訪問指導事業が展開されます．

① 機能訓練事業

「脳卒中の後遺症・老化などで心身の機能が低下し，医療終了後も継続して機能訓練の必要な人等に対して，心身の機能の維持回復を図るために必要な訓練を行い，日常生活の自立を助けること」を目的とし，医師，理学療法士，作業療法士，看護師，保健師，介護福祉士，地域のボランティア等が市町村の保健センター等で事業を展開します．

② 訪問指導事業

「心身の状況や置かれている環境等に照らして療養上の保健指導が必要であると認められる人に対し，保健師等が訪問して本人及びその家族に対し必要な保健指導を行い，これらの人に心身機能の低下の防止と健康の保持増進を図ること」を目的とし，家庭における療養・機能訓練方法に関する指導，認知症（当時は痴呆とよばれる）に対する正しい知識，緊急の場合の相談先，家族介護を担う者の健康管理や介護予防，諸制度の活用方法，その他健康管理上必要と認められる指導等を実施します．

この頃より，理学療法士が保健師と同行することも多くみられました．また，理学療法士が行政にも採用され，実質的な「地域理学療法」が展開されるようになります．

医療においても1987年には診療報酬に訪問理学療法が認められています．

ⓒ 高齢者保健福祉10か年戦略（ゴールドプラン）

1989年に，旧厚生・大蔵・自治3大臣のもと，ゴールドプランが策定され，その1つとして「寝たきり老人ゼロ作戦」が展開されました．これは，国民に寝たきりは予防できるという考えを広く浸透させ，地域で機能訓練を受けやすくするための体制の整備を図り，誰もが機能訓練を受けられるようにする取り組みです．

ⓓ 老人保健福祉計画

1990年に入ると老人福祉法等の福祉関係八法が改正され，都道府県，全市町村に老人保健福祉計画の策定が義務付けられました（コラム⑧）．その結果，ゴールドプランを大幅に上回る高齢者保健福祉サービスの整備の必要性が明らかにされました．

ⓔ 新・高齢者保健福祉10か年戦略（新ゴールドプラン）の策定

1994年にはゴールドプランが全面的に見直され，新ゴールドプランが策定されます．新ゴールドプランでは，1991年の「老人保健法等の一部改正」を受け創設された指定老人訪問看護制度のも

コラム⑧　福祉関係八法の改正

福祉関係八法改正とは「老人福祉法等の一部を改正する法律」を指します．この法律により，老人福祉法，身体障害者福祉法，精神薄弱者福祉法，児童福祉法，母子及び寡婦福祉法，社会福祉事業法，老人保健法，社会福祉・医療事業団法，の8つの福祉関係法が一部改正されました．

改正内容は，福祉各法への在宅福祉サービスの位置付け，老人および身体障害者の施設への入所措置権（現在，措置制度は廃止され利用契約制度となっています）の町村への移譲，市町村・都道府県への老人保健福祉計画策定の義務付け等で，福祉がより身近な地域で責任をもって実施されていく体制がつくられました．

と，1992年4月から開始された老人訪問看護ステーション（1994年の「健康保険法等の一部改正」により，指定訪問看護制度が創設され，老人以外の在宅療養者へも訪問看護が提供できるようになりました）の整備目標（1999年度末までに5,000か所）や，マンパワーの養成確保として理学療法士および作業療法士の目標養成人数（1999年度末までに15,000人）等が掲げられました．

地域リハビリテーション分野でいかに理学療法士が期待されてきたかがわかります．

f 介護保険制度の施行

2000年には，介護や支援が必要になった高齢者が，住み慣れた地域で安心した生活ができることを重視し，保健・医療・福祉の総合的なサービスの利用によって自立を支援するという理念のもと，「**介護保険制度**」がスタートします（**コラム⑨**）．介護保険制度において理学療法士は，「介護老人保健施設」等の施設サービスはもちろん，「訪問リハビリテーション」「通所リハビリテーション」等の居宅サービス，また要介護認定における「介護認定審査会」等で一翼を担っています．

2005年の改正で新設された「予防給付サービス」では，介護給付に比して生活機能の維持・向上により重点が置かれています．

4 本書における地域理学療法の定義

「在宅の対象者に対する理学療法」＝「地域理学療法」かといえば，それは違います．入院中の患者に対して実施される「退院前訪問指導」や介護老人保健施設での在宅復帰施設としての機能を考えると，これらも「地域理学療法」とよぶことができるでしょう．

現在では施設も地域の中にあるものとして扱われ，介護保険制度においては地域密着型サービスが市町村の許認可のもと，運用できるように改変されています（**コラム⑩**）．

したがって本書では地域を狭義に限定するものではなく，「**都道府県や保健医療圏域を含め，人間が出生から死亡するまでのライフサイクルの中で必要とする時期に，その個人，個人を取り巻く環境を対象に，専門的な理学療法援助技術・知識を地域社会で展開または地域社会に還元することである**」としています．

コラム⑨　介護保険制度誕生の背景にあるもの

介護保険制度が策定された背景にはわが国の急激な**少子高齢化問題**があります．それまで介護力として期待されていた家族も，少子化により親の介護を子がする時代は終わり，また，女性の社会進出等の影響もあって，相対的に介護者にかかる介護負担が増大しています．さらに，医療の進歩，寿命の延長により介護を必要とする期間も延長されています．

しかし，老いは誰しもが必ず経験するものであり，介護の問題は老後の最大の不安となります．このような背景のもと，**介護保険制度は介護の問題を社会全体で支えていく制度**として誕生しました．

コラム⑩　地域密着型サービス

2005年に改正された介護保険制度では，新たなサービスとして**地域密着型サービス**が新設されました．これは高齢者が要介護状態となっても，できるかぎり住み慣れた家や慣れ親しんだ地域で自立した生活が継続できるように支援を行うサービスです．このサービスは，市町村が事業者の指定や指導および監督を行うため，地域の実情に応じた整備が可能となります．

社会福祉の進む方向が，地域に向けられているのが理解できるのではないでしょうか．

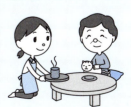

Ⅲ. 多職種連携

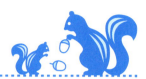

> **はじめに**
>
> リハビリテーションには，保健・医療・福祉の3つの分野（あるいは教育を含めた4つの分野）が不可欠です．それぞれの分野で，援助方法や考え方，専門的な用語は異なりますが，最終的な目標は同じです．各々がばらばらにリハビリテーションを展開するのではなく，同じ目標に向かって手を組んで取り組むことが望まれます．そのためには**多職種連携が必要不可欠**です．

1 協働とは？

協働（collaboration）とは，協力（cooperation）して働くことです（『広辞苑』〔岩波書店〕より）．つまり，一人で成り立つものではなく，最低もう一人の他者が必要となります．

では，「地域理学療法」ではどうでしょう．対象者と担当理学療法士の間でも協働は成立するかもしれません．さらに対象者の自立，ノーマライゼーション，QOLの向上等のリハビリテーションの目標を考えると，他の人的資源や組織・制度とのかかわりも必要となります．これらの協力によって「地域リハビリテーション」は実践されます．

次に，協働する人的資源をみていきます．

2 地域理学療法における協働者

家族や地域住民については，「地域」の性格からも重要な人的資源となりますが，ここでは理学療法士と関係の深い専門職種を挙げていきます．

ⓐ 医　師

場所が病院に限定されることのない地域理学療法においても医師は重要な役割を担います．種々のサービスの利用にあたって意見書を作成したり，対象者の全身管理を行ったり，理学療法士とさまざまな情報を共有したりします．

ⓑ 作業療法士

理学療法士とは業務内容も重なる部分が多く，密に連絡を取り，最終的には同じ目標をもって協働していくことが大切です．

ⓒ 看護師

「地域リハビリテーション」の中で訪問看護師が働く訪問看護ステーションは大切な資源です．医師の診療補助に携わるだけでなく，利用者や家族の心理的援助等，多様な業務があり，日常生活への援助指導も重要な業務の1つになります．

ⓓ 保健師

「地域リハビリテーション」の創成期には保健師の活躍がありました．市町村で実施される機能訓練事業でも中心的な役割を果たし，介護保険制度においては認定調査に携わる等ニーズの発掘の点でも重要な役割を果たしています．

ⓔ 介護支援専門員（ケアマネジャー）

主に介護保険制度の中で，**ケアマネジメントを行う専門職種**です．具体的なケアプランの作成やサービス提供機関との連絡調整業務等があります．介護保険制度の中では中心的な人材です．

f 社会福祉士

社会福祉士が活躍している場所は福祉の専門機関にとどまらず，教育機関や医療機関等，広範囲にわたります．病院で働く医療ソーシャルワーカー（MSW：Medical Social Worker）にも社会福祉士の資格をもった方がいます．主な業務は相談・援助業務となります．

g 介護福祉士

セルフケア・生活関連動作等，主に介護業務にあたります．介護福祉士から得る情報は，理学療法士にとっても重要な情報となります．介護老人保健施設等では介護業務のみならず，理学療法士や作業療法士の補助業務等も行っています．

h その他の専門職種

その他の専門職種として薬剤師，歯科医師，歯科衛生士，管理栄養士，言語聴覚士，義肢装具士，臨床心理士，ホームヘルパー等がいます．

3 連携とは？

連携とは，同じ目的をもつものが互いに連絡を取り，協力し合って物事を行うことです（『広辞苑』〔岩波書店〕より）．つまり，同じ目的をもつものが連絡を取り協働することとなります（コラム⑪）．

4 連携の方法は？

連携の方法として，系統化されたものでは，**地域連携（クリティカル）パス**や介護保険制度における**サービス担当者会議**等があります．

また，特別支援学校に通う子どもに対しては担任教諭と理学療法士が情報交換ノート等を通じて，教育機関と医療機関との連携を築くような方法があります．医療機関内であれば定期的なカンファランスがその役割といえます．

a 地域連携（クリティカル）パス

地域連携パスは患者を中心に，主に地域でかかわる医療機関それぞれが役割を分担し，互いに情報を共有することで，一貫した治療を切れ間なく受けることができるようにするための診療計画を指します．疾患の特性に応じ2種類の地域連携パスがあります．一方向型はリハビリテーション型ともよばれ，急性期病院で手術後，回復期リハビリテーション病院やかかりつけ医等で十分なリハビリテーションを行い，自宅療養を目指すものです．急性期・回復期・維持期と病期が変わるごとに異なる診療チームが担当するもので，対象疾患として脳卒中や大腿骨頸部骨折があります．双方向型は循環型ともよばれ，かかりつけ医と専門病院を定期的に循環して診療するもので，対象疾患として糖尿病，がん，虚血性心疾患等，長期にわたり診療していく必要がある疾患があります．

 コラム⑪ "連携"を英語で言うと？

澤村・奥野[5]は，「連携の概念を英語で表現すると，どの用語が最も適切でしょうか．総合的なリハビリテーションを実施するためには調整役が必要であるといわれてきました．この調整役を英語にするとcoordinator（コーディネーター）です．したがって連携に適した英語はcoordination（調整）ではないかということもできます．その他に，collaboration（コラボレーション，協働），cooperation（協力），linkage（リンケージ），networking（ネットワーク），teamwork（チームワーク）などの英語も，連携に近い用語でしょう．しかし，連携に最もぴったり合う英語が何かについてはまだわからない」と述べています．

大田[6]はこれに対し，「これらすべての言葉が連携の具体的な仕事に含まれるように思われる」と述べています．あなたはどのように感じますか？

表1 脳卒中地域連携パス

氏名＿＿＿＿＿＿＿＿＿＿＿　男・女　年齢＿＿＿歳

	急性期治療病院 施設名（　　　　　　　　　　）		
時間経過	入院期間2〜4週間　入院日（　　年　月　日）	（入院後2〜3週）	退院日（　　年　月　日）
達成目標	1. 悪化の防止と全身状態の安定 2. 合併症の予防と治療 3. 機能障害に応じた退院・転院の検討 4. 患者・家族の病状・治療方針に対する理解		【転院基準】 1. 急性期の点滴などの治療が終了 2. 再発予防のための対策ができている 3. 入院治療が必要な合併症がない
確認項目	診断の確定 □脳梗塞　□脳出血　□くも膜下出血　□その他（　　） 脳梗塞病型 □ラクナ梗塞　□アテローム血栓症　□脳塞栓症 □その他 初期治療方針の決定 □保存的治療（　　　　　　　） □外科的治療 疾患・障害についての説明　□本人　□家族 危険因子　□高血圧　□糖尿病　□高脂血症　□心房細動 合併症 □肺炎　□尿路感染症　□深部静脈血栓症　□褥瘡　□痙攣 □その他（　　　） 特記すべき治療 □気管切開　□シャント手術　□胃ろう　□その他（　　）	退院形態の決定 □自宅 □回復期リハ病院 □その他の病院 □老人保健施設 □その他の施設	回復期リハビリコースの仮決定 □軽症コース（1〜2か月） 　mRS Ⅱ〜Ⅲ，歩行自立 □標準コース（2〜3か月） 　mRS Ⅳ，介助歩行，立位保持 □重症コース（3〜5か月） 　mRS Ⅴ，独立座位，もたれ座位
評価項目	入院時		退院時
mRS	□Ⅰ　□Ⅱ　□Ⅲ　□Ⅳ　□Ⅴ		□Ⅰ　□Ⅱ　□Ⅲ　□Ⅳ　□Ⅴ
日常生活自立度（※任意）			□J1　□J2　□A1　□A2 □B1　□B2　□C1　□C2
リハビリテーション		リハビリテーションステップ（現在の到達レベル） □1ADL全介助レベル　□2ベッド上動作レベル　□3車椅子使用可能レベル　□4歩行可能レベル　□5応用歩行可能レベル 嚥下機能（食事状況）　□Ⅰ経管のみ　□Ⅱ経管・経口併用　□Ⅲ嚥下食　□Ⅳ常食 コミュニケーション　□①全面援助　□②大半援助　□③一部援助　□④実用的　□⑤自立		

Barthel Index (BI)「できるADL」を記入します　BI合計　／100点

	入院時	退院時		
1.食事	10自立（自助具，妥当な時間）　5部分介助（介助，監視，きざみ）　0全介助	1.食事	10	5　0
2.移乗	15自立（起き上り，車椅子設置）10最小限介助　5座位可能，移乗は介助　0全介助	2.移乗	15	10　5　0
3.整容	5自立（洗顔，整髪，歯磨き，髭剃り，化粧，道具管理を含む）　0全介助	3.整容		5　0
4.トイレ動作	10自立（出入り，衣服着脱，後始末）　5部分介助　0全介助	4.トイレ動作	10	5　0
5.入浴	5自立（浴槽の出入り，洗身）　0全介助	5.入浴		5　0
6.移動	15自立（45m可能，装具）　10部分介助（45m）　5車椅子使用（自走）　0全介助	6.移動	15	10　5　0
7.階段昇降	10自立（手すり，杖）　5部分介助（監視介助）　0全介助	7.階段	10	5　0
8.更衣	10自立（衣類，装具）　5部分介助（半分の介助で，妥当な時間）　0全介助	8.更衣	10	5　0
9.排便自制	10自立（自制，補助具）　5部分介助（時々失敗）　0全介助	9.排便	10	5　0
10.排尿自制	10自立（自制，補助具）　5部分介助（時々失敗）　0全介助	10.排尿	10	5　0

日常生活機能指標	入院時	0点	1点	2点	退院時	0点	1点	2点
	床上安静の指示	□なし	□あり		床上安静の指示	□なし	□あり	
	どちらかの手を胸元まで持ち上げられる	□できる	□できない		どちらかの手を胸元まで持ち上げられる	□できる	□できない	
	寝返り	□できる	□何かにつかまればできる	□できない	寝返り	□できる	□何かにつかまればできる	□できない
	起き上がり	□できる	□できない		起き上がり	□できる	□できない	
	座位	□できる	□支えがあればできる	□できない	座位	□できる	□支えがあればできる	□できない
	移乗	□できる	□見守り・一部介助が必要	□できない	移乗	□できる	□見守り・一部介助が必要	□できない
	移動方法（主要なもの一つ）	□自力歩行・つかまり歩き	□補助を要する移動	□移動なし	移動方法（主要なもの一つ）	□自力歩行・つかまり歩き	□補助を要する移動	□移動なし
	口腔清潔	□できる	□できない		口腔清潔	□できる	□できない	
	食事摂取	□介助なし	□一部介助	□全介助	食事摂取	□介助なし	□一部介助	□全介助
	衣服の着脱	□介助なし	□一部介助	□全介助	衣服の着脱	□介助なし	□一部介助	□全介助
	他者への意思の伝達	□できる	□できる時とできない時がある	□できない	他者への意思の伝達	□できる	□できる時とできない時がある	□できない
	診療・療養上の指示が通じる	□はい	□いいえ		診療・療養上の指示が通じる	□はい	□いいえ	
	危険行動への対応	□ない	□ある		危険行動への対応	□ない	□ある	
	B得点合計　　　／20点				B得点合計　　　／20点			

社会的項目		転院依頼日（　／　）
バリアンス		

脳梗塞地域連携パスは，脳梗塞医療の質の向上をめざして効率的な医療連携を行うことを目標に作成されたものです。
この地域連携パスは，急性期，回復期，維持期にそれぞれのクリニカルパスがあることを前提に作成されています。
急性期治療病院：
回復期リハビリテーション病院：

（茨城県立医療大学付属病院および関連機関内で使用）

診断名 _____   発症日　　年　月　日

回復期リハビリテーション病院
施設名（　　　　　　　　　　）

維持期病院・施設
施設名（　　　　　　　　　　）

入院期間1〜5か月
入院日（　年　月　日）退院日（　年　月　日）

回復期リハビリテーション病院	退院基準	維持期病院・施設
1. 心身機能・ADLの改善 2. 介護負担の軽減 3. 適切な退院形態の決定とその準備 4. 患者・家族の障害・リハビリテーションに対する理解	【退院基準】 1. 回復期リハビリの目標に達した 　または 2. 自宅退院あるいは維持期施設への転出準備が整っている	入院・入所日（　年　月　日） 1. 心身機能・ADLの維持・向上 2. 再発予防，生活習慣是正 3. 長期的な療養計画についての検討 4. 患者・家族の心身負担軽減
回復期リハビリコースの確定 □軽症コース（1〜2か月） FIM110以上，BI85以上，J2A1 □標準コース（2〜3か月） FIM80-109，BI55-80，A2B1 □重症コース（3〜5か月） FIM80以下，BI50以下，B2〜C2	退院形態の決定 □自宅 □療養型病院 □老人保健施設 □特別養護老人ホーム □その他（　　　　）	□入院・入所見込み期間の決定 □退院・退所先の決定

FIM改善（※任意）　入院時 /126点 → 退院時 /126点

生活習慣因子修正評価（退院時）
高血圧症　□なし　□収縮期140以下　□不確実
高コレステロール　□なし　□LDL-C140以下　□不確実
糖尿病　□なし　□HbA1C7.0以下　□不確実

退院時 / 退院・退所時

項目	退院時	退院・退所時
	□I □II □III □IV □V	□I □II □III □IV □V
	□J1 □J2 □A1 □A2　□B1 □B2 □C1 □C2	□J1 □J2 □A1 □A2　□B1 □B2 □C1 □C2
リハビリテーションステップ	□1 □2 □3 □4 □5	□1 □2 □3 □4 □5
嚥下機能	□I □II □III □IV	□I □II □III □IV
コミュニケーション	□① □② □③ □④ □⑤	□① □② □③ □④ □⑤

BI合計　/100点					BI合計　/100点				
1. 食事		10	5	0	1. 食事		10	5	0
2. 移乗	15	10	5	0	2. 移乗	15	10	5	0
3. 整容			5	0	3. 整容			5	0
4. トイレ動作		10	5	0	4. トイレ動作		10	5	0
5. 入浴			5	0	5. 入浴			5	0
6. 移動	15	10	5	0	6. 移動	15	10	5	0
7. 階段		10	5	0	7. 階段		10	5	0
8. 更衣		10	5	0	8. 更衣		10	5	0
9. 排便		10	5	0	9. 排便		10	5	0
10. 排尿		10	5	0	10. 排尿		10	5	0

退院時	0点	1点	2点	退院・退所時	0点	1点	2点
床上安静の指示	□なし	□あり		床上安静の指示	□なし	□あり	
どちらかの手を胸元まで持ち上げられる	□できる	□できない		どちらかの手を胸元まで持ち上げられる	□できる	□できない	
寝返り	□できる	□何かにつかまればできる	□できない	寝返り	□できる	□何かにつかまればできる	□できない
起き上がり	□できる	□できない		起き上がり	□できる	□できない	
座位	□できる	□支えがあればできる	□できない	座位	□できる	□支えがあればできる	□できない
移乗	□できる	□見守り・一部介助が必要	□できない	移乗	□できる	□見守り・一部介助が必要	□できない
移動方法（主要なもの一つ）	□自力歩行・つかまり歩き	□補助を要する移動	□移動なし	移動方法（主要なもの一つ）	□自力歩行・つかまり歩き	□補助を要する移動	□移動なし
口腔清潔	□できる	□できない		口腔清潔	□できる	□できない	
食事摂取	□介助なし	□一部介助	□全介助	食事摂取	□介助なし	□一部介助	□全介助
衣服の着脱	□介助なし	□一部介助	□全介助	衣服の着脱	□介助なし	□一部介助	□全介助
他者への意思の伝達	□できる	□できる時とできない時がある	□できない	他者への意思の伝達	□できる	□できる時とできない時がある	□できない
診療・療養上の指示が通じる	□はい	□いいえ		診療・療養上の指示が通じる	□はい	□いいえ	
危険行動への対応	□ない	□ある		危険行動への対応	□ない	□ある	
B得点合計			/20点	B得点合計			/20点

介護保険の説明（　/　）　ケアマネ決定（　/　）　ケアプラン作成（　/　）
介護保険の申請（　/　）　家屋調査（　/　）　家屋改修（　/　）
在宅意思確認（　/　）　介護指導（　/　）　サービス担当者会議（　/　）
　　　　　　　　　　　認定調査（　/　）　転院説明（　/　）
　　　　　　　　　　　転院情報書（　/　）

パスのエンドポイント　□在宅復帰
（年月日）　　　　　　□特別養護老人ホームへの入所
　　　　　　　　　　　□その他の居住型施設への入所
　　　　　　　　　　　□急性期病院への転院
　　　　　　　　　　　□死亡

【お願い】パスがエンドポイントに達したら，急性期治療病院に報告してください．

III　多職種連携

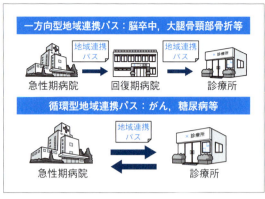

図7　一方向型・双方向型の地域連携パス

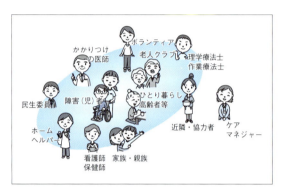

図8　在宅ケアチーム

コラム⑫

「入退院支援加算」と
「地域連携診療計画加算」

　2006年度の診療報酬改定から2016年度の診療報酬改定まで入退院時にそれぞれ指定された疾患について地域連携パスを用いることで，「地域連携診療計画管理料」（紹介する側の医療機関が算定）および「地域連携診療計画退院時指導料」（紹介される側の医療機関が算定）が算定できました．2016年度の診療報酬改定において，この2つは廃止されましたが，代替として「退院支援加算」（2018年からは入退院支援加算）および「地域連携診療計画加算」が新設され，地域連携パスが引き続き活用されています．

　地域連携パスが機能することによって，地域の医療機関全体で一つの病院のような機能をもち，地域完結型医療を実現することが可能となります（図7，表1，コラム⑫）．

b サービス担当者会議

　介護保険法において，ケアプランの作成にあたっては，ケアマネジャーが的確な援助を行うためにサービス担当者会議を主催することとされています．この会議では援助に携わる者が集まり，サービス内容について討議します．利用者本人や家族も可能なかぎり参加を求められます．

　援助に携わる者には主治医，看護師，理学療法士や作業療法士，訪問介護員，その他の各種サービス担当者や近隣住民・ボランティア等のインフォーマルサービスの担い手も含まれます（図8）．

c 地域ケア会議

　地域包括支援センターや市町村の主催で個別の事例を中心に，多職種の視点で，それぞれの専門性に基づくアセスメントやケア方針の検討がなされます．理学療法士は，会議に参加し，生活を意識した指導や予防事業への提案を行うことが求められます．会議参加者の資質向上と関係職種の連携促進が目的に含まれ，ひいては前述のサービス担当者会議の充実が期待されます．また，個別の事例とは別に地域課題の把握や地域づくり・資源開発機能，政策形成機能等を目的とした会議があります．ここでも理学療法士は，会議に参加し，地域の状況をみて予防事業と地域の発展，経済効果等への提案を行うことが求められます．

（浅川育世）

2章 地域理学療法の対象および関連制度

- Ⅰ．地域理学療法の対象者
- Ⅱ．介護保険制度
- Ⅲ．障害者総合支援法
- Ⅳ．地域における社会資源
- Ⅴ．地域包括ケアシステムの構築
- Ⅵ．地域共生社会

I. 地域理学療法の対象者

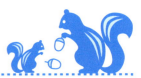

> **はじめに**
>
> 　地域理学療法の対象者は，生活に困難を抱えた人はもちろん，今後生活困難が予想される人，あるいは既に生活困難を抱えた人々を支える人まで，さまざまなケースが考えられます．
> 　ここでは，実際にかかわることの多い対象者のうち，生活に困難を抱えている人を中心に学んでいきます．

1 高齢者が対象です

　わが国の65歳以上の高齢者人口（2023年9月現在）は3,623万人で，総人口に占める割合は29.1％となっています．これは，介護保険制度が開始された2000年の17.4％からはるかに増加しています（図1）．また，今後予測される65歳以上高齢者人口は今後も上昇を続け，第二次ベビーブーム期（1971～1974年）に生まれた世代が65歳以上となる2040年には，34.8％になると見込まれています[2]．

　地域理学療法では，対応する高齢者について，主に下記の3種類に分けられています．
① 介護状態となり介護が必要な高齢者
② 介護状態となることを予防する必要のある高齢者
③ 介護の担い手・介護予防の担い手となる高齢者（第4章「在宅理学療法」参照）

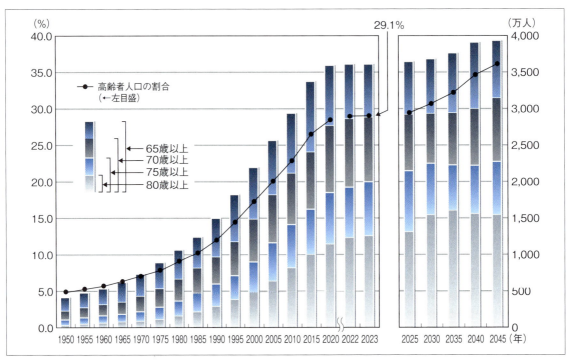

図1　高齢者人口および割合の推移　　　　　　　　　　　　　　　　　　　　　　（総務省統計局，文献1より）

①，②のように，介護保険制度のもと理学療法士が理学療法等を用いて介入する場合もありますが，③のように理学療法士と高齢者が一緒になって活動する場合もあります．

2 障害のある人が対象です

わが国において，「障害者」という用語は，1950（昭和25）年に施行された**身体障害者福祉法**を契機に一般化されたといわれています．

身体障害者福祉法は，**わが国で初めてリハビリテーションを中心に位置付けた法律**です．

1993年に「障害者基本法」が制定され，「『障害者』とは，身体障害，知的障害又は精神障害があるため，継続的に日常生活又は社会生活に相当な制限を受ける者」と規定されました．これにより，わが国では，「障害」の概念は，身体障害，知的障害，精神障害の3つを指します．

わが国の障害児・者数の障害種別の内訳は，身体障害者が推計436万人，知的障害者が推計109万4千人，精神障害者が614万8千人（令和5年版障害者白書）[3]です．これらはあくまで推計ですので，実際はこれ以上の障害のある人が暮らしている可能性があります．

また，障害者という用語については，まずは個人が存在し，その個人が障害を有した状態に陥っているという観点から，障害のある人（people/person with disabilities）との表現もあります．

近年では，challenged people/person という表現もされますが，あくまでも障害とは，個人がその障害を有した状態であることを示します．

● 障害の原因について（2016年[4]）

（65歳未満の場合）
- 病気によるもの（36.0％）
- 事故・けがによるもの（7.3％）
- 出生時の損傷によるもの（6.7％）

（65歳以上の場合）
- 病気によるもの（57.2％）
- 加齢によるもの（23.8％）
- 事故・けがによるもの（12.8％）

障害種別年次表からは，障害者数の増加がみられ，肢体不自由が最も多く，次に内部障害が多いことがわかります（図2）．

● 精神障害および知的障害のある人（2016年[4]）

精神障害者保健福祉手帳を有している人のうち日常生活で何らかの介助が必要な人の割合は下記のとおりです．さらに，同じ動作においても年齢が増すごとにより多くの介助が必要となるため，今後は身体障害者以外にも理学療法士の関与が必要です[3]．

（65歳未満の場合／複数回答）
- （IADL）「身の回りの掃除・整理整頓をする」（36.4％），「買い物をする」「食事の支度や後片付けをする」（24.6％）
- （ADL）「入浴をする」（12.7％），「食事をする」（9.15％）

（65歳以上の場合・複数回答）
- （ADL）「入浴をする」（28.1％），「衣服を着たり脱いだりする」（19.4％）
- （IADL）「買い物をする」（40.8％），「身の回りの掃除・整理整頓をする」（39.8％）

3 障害のある児童が対象です

障害のある児童について，理学療法士がかかわる機会の多い身体障害について述べていきます．

「平成28年生活のしづらさなどに関する調査」[4]（コラム①）によると，18歳未満の身体障害のある在宅児童は，約6万8千人と推測されます．「平成18年度身体障害児・者実態調査」では，肢体不自由児は6割となっています．主な原因は，出生時の損傷によるものが約2割，疾患によるものが約1割です[5]．主な原因疾患は，脳性麻痺が25％，心臓疾患が13％です[5]．そのため理学療法士は乳児期から障害のある児童にかかわります．

2022年現在，特別支援学校および小・中学校の特別支援学級の在籍者ならびに通級による指導を受けている幼児児童生徒の総数は61万8千人で，10年前（2012年度：30万2千人）と比較して増加傾向にあります[3]．

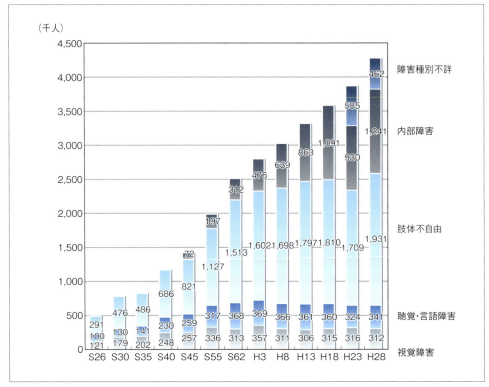

図2 障害の種類別にみた推移　　　　　　　　　　　　　　　　（厚生労働省，文献4より）

 コラム①　「令和4年生活のしづらさなどに関する調査」について

厚生労働省は，令和4年（2022年）に生活のしづらさなどに関する調査結果をまとめました．前回調査（2016年）と比較して，身体障害者手帳所持者数は減少し，療育手帳や精神障害者保健福祉手帳の所持者は増加しています．また，これらの結果等を用いて，障害のある人の総数を人口の約9.3％相当と推計しています（厚生労働省：「令和4年生活のしづらさなどに関する調査」の結果を公表します【別添2】障害者の数）．

本章における障害のある人の状況は2016年調査をもとに示していますが，今後は2022年調査が障害のある人の施策推進に向けた基礎資料となると思います．

a 特別支援教育における理学療法士の役割

2006年の学校教育法改正により，障害の程度に応じ特別の場で指導を行う「特殊教育」から，障害のある児童生徒1人ひとりの教育的ニーズに応じて適切な教育的支援を行う「**特別支援教育**」へ転換がされ，すべての学校において，障害のある児童生徒の支援を充実させていくこととなりました．

また，特別支援教育では，従来の特殊教育が対象とする障害だけでなく，学習障害，広汎性発達障害，高機能自閉症にも対象が広がりました．特別支援教育はこれらの障害をもつ児童生徒の自立や社会参加を目指すものであり，それぞれの児童生徒の個別教育支援計画を作成することとなっています．また，児童生徒または保護者の意向をふまえつつ，医療・福祉・保健・労働等の関係のある機関と必要な情報の共有を図らなければならないとされ[3]，理学療法士が計画内容について教育機関と話し合う機会も設けられます．さらに，特別支援学校における教育環境の整備・連携強化として，障害の種類や状況に応じて，支援学校内外

の理学療法士等の専門職との連携強化の推進が示されています[6]．現在，支援学校で働く理学療法士も増え，さらに医療機関等の関連機関から理学療法士が特別支援学校に訪問する機会も増え，今後療育の分野での活躍も期待されます．

なお，わが国では特別支援教育が実施されていますが，国連の「障害者の権利に関する条約」には，**インクルーシブ教育**が規定されています．インクルーシブ教育とは，障害のある子どもと障害のない子どもが一緒に学ぶことができ，個々の教育ニーズに応じた学びを実施することです．今後，わが国ではインクルーシブ教育の体制に向けて環境・制度が整備されていくでしょう．

ⓑ 医療的ケア児への対応

人工呼吸器や胃ろうを使用する等，在宅で医療的ケアを日常的に必要とする者（0～19歳）が約2万人と推計されています[7]．2021年に「医療的ケア児及びその家族に対する支援に関する法律」が成立し，2021年9月より施行されました．学校において医療的ケア児が学ぶことができる環境等の整備の充実が図られるようになり，学校と医療との連携が今後ますます重要になってきます．

一方，学校等，教育機会のある期間のみでなく，乳幼児期から学童期における地域との連携，教育機関を卒業した後での地域生活や社会参加も含めて，教育と福祉，医療との連携が重要です．

障害児の療育や学校以外での地域での生活においてさまざまな支援が整備・拡充されています．児童発達支援や医療型児童発達支援，放課後デイサービス等の障害児通所支援，障害児入所支援等，児童の成長期に合わせた適切な支援の体系が構築されています．

II. 介護保険制度

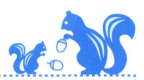

> **はじめに**
>
> 介護保険制度が整備されるにあたり，理学療法士への期待が高まったことは第1章で述べたとおりです．地域理学療法は介護保険制度上で行われているものが多く，介護保険制度を理解することは大切です．

1 介護保険制度創設の背景は？

2000年4月に施行された介護保険制度により，それまで家族および近親者が行ってきた介護を，社会で行うという大転換がなされました．

わが国の高齢化率の上昇に伴って，介護を必要とする高齢者の増加，介護を必要とする期間の長期化等，介護に対するニーズが今後も増大するでしょう．一方，家族構成が大家族から核家族へと変化し，家族介護者の高齢化や単身高齢者の増加も進み，介護を必要とする高齢者を支える家族介護体制の脆弱化が懸念されました．

そこで，国民皆で介護を要する高齢者を支え合う仕組みとして「介護保険制度」が創設されました．

介護保険制度の特徴は，3つあります．1つ目は，要介護高齢者に対して身の回りの世話をすることだけでなく，**自立を支援する**ことを理念とすること，2つ目は，それまで福祉サービスで行われていた措置制度から，要介護高齢者が自らサービスを選択できる**契約制度**へと変化したこと，3つ目は，年金保険や医療保険と同じ**社会保険**の仕組みであることです（表1）．社会保険とは，保険の仕組みを使って財源を確保し，必要に応じて給付する制度です（コラム②）．一方，社会扶助は，税により生活を保障する制度であり，公的扶助（生活保護）は，生活に困窮する国民に対して最低限度の生活を保障し，自立を助ける制度です．

2 被保険者とサービスとの関係

介護保険は，社会保険制度です（図3）．所定の保険料を納付した者は，**被保険者**として扱われます．
- 第1号被保険者：65歳以上の者
- 第2号被保険者：医療保険に加入した40歳以上65歳未満の者

被保険者は，介護が必要になった際に**要介護認**

表1 社会保障体制

社会保険	年金保険
	医療保険
	雇用保険
	労働者災害補償保険
	介護保険
社会扶助	公的扶助（生活保護）
	社会手当

> **コラム②　介護保険の保険料**
>
> 40歳以上の人は毎月一定額の保険料を保険者に納付しなければなりません．そのうち65歳以上が支払う保険料（全国平均）は，2000〜2002年度は2,911円でしたが，2021〜2023年度で6,014円と約2倍に増加しています．今後，2025年度（改革シナリオ）では，8,200円程度と予測されています．

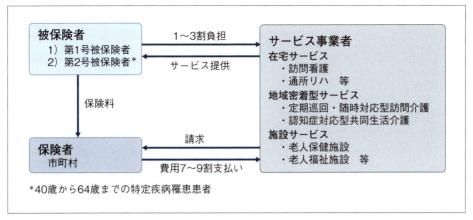

図3 介護保険制度の概要　　　　　　　　　（厚生労働省，2018，文献8より一部修正）

表2 介護保険法で定められている特定疾病

① 末期がん	⑨ 脊柱管狭窄症
② 関節リウマチ	⑩ 早老症
③ 筋萎縮性側索硬化症	⑪ 多系統萎縮症
④ 後縦靱帯骨化症	⑫ 糖尿病性神経障害，糖尿病性腎症および糖尿病性網膜症
⑤ 骨折を伴う骨粗鬆症	⑬ 脳血管疾患
⑥ 初老期における認知症	⑭ 閉塞性動脈硬化症
⑦ 進行性核上性麻痺，大脳皮質基底核変性症およびパーキンソン病（パーキンソン病関連疾患）	⑮ 慢性閉塞性肺疾患
⑧ 脊髄小脳変性症	⑯ 両側の膝関節または股関節に著しい変形を伴う変形性関節症

（厚生労働省，1998，文献9より）

定を受けることにより，サービス事業者から必要なサービスを原則**1割の自己負担**で提供されます．なお，一定所得以上の者は2割あるいは3割の自己負担となります（第2号被保険者については特定疾病〔表2〕に限る）．提供される給付限度額は，要介護区分によって決定されます（要介護認定，要介護区分については第3章参照）．

3　介護保険制度改正について

2000年に施行された介護保険は，当初の要支援・要介護者の自立支援とは相反し，軽度の要介護者が大幅に増加し，加えて介護サービスが要介護者の自立支援に至っていないことが明らかとなりました．そこで，2005年制度改正では，予防重視へと転換がなされました（**コラム③**）．以下，各年の介護保険制度改正内容を示します．

> コラム③　介護予防
>
> 　介護状態に至らないための方法を表す行政用語です．いわゆる生活習慣病や〇〇病といった"病"自体が発生することが悪であり，それを予防するという考え方です．
> 　介護保険が施行されてからも，介護を必要とする人は増加しています．今後さらに，介護保険制度では介護予防に重点が置かれる傾向にあります．
> 　人間は老化とともに生活機能が低下し，やがて介護を必要とする状態に至ります．介護を必要とし，寝たきりとなった人に対して，どのようなサービスを充実させるべきかといった議論も必要であると思います．介護を必要とする状態でもいかに人間らしく生活できるかといったリハビリテーションの本質的な意味を確認してください．

ⓐ **2005年制度改正（②以外2006年4月施行）**
① 介護予防の重視
・要支援者を要支援1および2と区分し，給付を介護予防給付へと変更
・介護予防ケアマネジメントは地域包括支援センターが担当
・介護予防事業，包括的支援事業等の地域支援事業の実施
② 施設給付の見直し（2005年10月施行）
・食費・居住費を保険給付の対象外へと変更
③ 新たなサービスの創設
・地域密着型サービス，地域包括支援センターの創設
④ サービスの質の確保・向上，負担のあり方・制度運営の見直し

ⓑ **2008年制度改正（2009年5月施行）**
・介護職員の処遇を改善

ⓒ **2011年制度改正（2012年4月施行）**
　高齢者がさらに地域で自立した生活を営めるよう，医療，介護，予防，住まい，生活支援サービスが切れ目なく提供される「地域包括ケアシステム」の実現に向けた取り組みが進められました．
① 医療と介護の連携の強化
・地域包括ケアの推進．24時間対応の定期巡回・随時対応サービスや複合型サービスの創設．介護予防・日常生活支援総合事業の創設．介護療養病床の廃止期限の猶予
② 介護人材の確保とサービスの質の向上
・介護職員による痰の吸引等
③ 高齢者の住まいの整備
④ 認知症対策の推進
⑤ 保険者による主体的な取り組みの推進
⑥ 保険料の上昇の緩和

ⓓ **2014年制度改正（2015年4月施行）**
　「地域における医療及び介護の総合的な確保の促進に関する法律（医療介護総合確保推進法）」による介護保険法改正です．「持続可能な社会保障制度の確立を図るための改革の推進に関する法律」に基づく措置として，効率的かつ質の高い医療提供体制を構築するとともに，地域包括ケアシステムを構築することを通じ，地域における医療および介護の総合的な確保を推進するため，医療法，介護保険法等の関係法律について所要の整備等を行うこととされました．
① 地域包括ケアシステムの推進
　高齢者が住み慣れた地域で生活を継続できるよう介護，医療，生活支援，介護予防を充実させるため，以下の改正が行われた．
●サービスの充実：地域包括ケアシステムの構築に向けた地域支援事業の充実
・在宅医療・介護連携の推進
・認知症施策，地域ケア会議の推進
・生活支援サービスの充実・強化
●重点化・効率化：全国一律の予防給付（訪問介護・通所介護）を市町村が取り組む地域支援事業に移行
・予防給付のうち訪問介護・通所介護について，2017年度末までには地域支援事業へ移行する
・既存の介護事業所による既存のサービスに加えて，NPO，民間企業，ボランティア等，地域の多様な主体を活用して高齢者を支援する
② 費用負担の公平化
　低所得者の保険料軽減を拡充．また，保険料上昇をできる限り抑えるため，所得や資産のある人の利用者負担を見直した（2015年8月より，一定程度以上の所得のあるものは2割負担となった）．

ⓔ **2017年制度改正（2018年4月施行）**
　高齢者の自立支援と要介護状態の重度化防止，地域共生社会の実現を図るとともに，制度の持続可能性を確保することに配慮し，サービスを必要とする者に必要なサービスを提供することが目的とされました．
① 地域包括ケアシステムの深化と推進
・自立支援・重度化防止に向けた保険者機能の強化等の取り組みの推進
・医療・介護の連携の推進
　介護医療院の創設（「日常的な医学管理」，「看取り・ターミナル」等の機能と「生活施設」としての機能を有する
・地域共生社会の実現に向けた取り組み

障害者福祉制度によるサービス（利用負担なし）に相当するサービスが介護保険制度のサービスにある場合，65歳を迎えると介護保険制度によるサービスが優先され，新たに利用者負担（1割負担）を生じるため，利用負担が増すことが従来より指摘されていた．そこで，高齢者と障害者等が同一事業所でサービスを受けやすくするために，介護保険と障害者福祉制度に新たに「共生型サービス」を位置付け，介護保険制度における利用者負担を軽減することになった．

② 介護保険制度の持続性の確保について
・利用者負担割合の引き上げ
　利用者負担2割負担者のうち，特に所得の高い層の負担割合を3割とした（2018年8月1日施行）
・介護納付金の総報酬割の導入

ⓕ 2020年度制度改定（2021年4月施行）
　地域共生社会の実現を図るために，地域住民の複雑化・複合化した支援ニーズに対応する包括的な支援体制を整備することが目的とされました．
① 地域住民の複雑化・複合化した支援ニーズに対応する市町村の包括的な支援体制の構築支援
・高齢者や障害のある人，子ども，生活困窮に関する相談等，多様な相談に対して一体的に対応できる体制の構築
② 地域の特性に応じた認知症施策や介護サービス提供体制の整備
③ 医療・介護データ基盤の整備推進
④ 介護人材確保および業務効率化の取り組み強化
⑤ 社会福祉連携推進法人制度の創設

ⓖ 2023年度制度改定（①〜③：2024年4月施行）
①介護サービスを提供する事業所等における生産性の向上：都道府県を中心に取り組みを一層推進する
②看護小規模多機能型居宅介護：サービス内容を明確にし，普及を進める
③地域包括支援センターの体制：地域住民への支援をより適切に行うために，要支援者に対する介護予防支援を居宅介護支援事業所も実施可能とする
④介護情報基盤の整備：介護事業者等が被保険者にかかわる医療・介護情報の収集・提供等を共有・活用することを促進する事業を，市町村の地域支援事業として位置づけた（公布後4年以内の政令で定める日）

 コラム④　介護支援専門員（ケアマネジャー）

　介護支援専門員（ケアマネジャー）は公的資格です．介護支援専門員になるためには介護支援専門員実務研修受講試験に合格し，その後介護支援専門員実務研修を受講する必要があります．

　受験にあたっては誰もが受験できるわけではなく，一定の資格と一定期間の実務経験が必要とされています．この一定の資格には理学療法士も含まれており，理学療法士が受験する際には，実務経験が5年以上必要とされています．

　理学療法士で介護支援専門員の資格を所有する方も多く存在します．

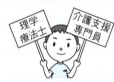

III. 障害者総合支援法

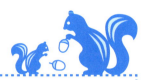

はじめに

介護保険制度と同様，地域理学療法を実践するにあたっての重要な法制度です．
障害者総合支援法は，2003年の支援費制度の導入から，2005年の障害者自立支援法の成立，2010年の障害者自立支援法の改正という経過をたどり，2012年に成立しています．旧来の法制度から非常に大きな変革がなされていますので，その本質的な理解も含めて学んでいきます．

1 「支援費制度」から「障害者自立支援法」，そして「障害者総合支援法」へ

2003年に**支援費制度**が施行され，障害者福祉サービスが，従来の措置制度から契約制度へと大きく変わりました（コラム⑤）．

支援費制度が導入されたことにより，サービス提供量が拡大する等，障害者福祉の向上に寄与する一方で，財源不足やサービスの自治体間の格差等さまざまな問題が浮き彫りとなります．また，精神障害者福祉については，支援費制度の対象ではなく，他の障害と比べて立ち後れている状況が明らかになりました．

そこで，支援費制度の問題点の解決と新たな障害保健福祉施策の導入を目指し，国の社会保障審議会障害者部会は，2004年10月に「今後の障害保健福祉施策について」（改革のグランドデザイン案）を発表します．法案が国会で審議された結果，2005年10月に「**障害者自立支援法**」が成立し，2006年4月より施行されました．

しかし，支援費制度で行われていた応能負担が障害者自立支援法では応益負担（定率負担）に変わったこともあり，この法律は障害者から「日本国憲法に保障された生存権を脅かす」等の批判の声が上がり，違憲訴訟が提起されるという事態を招きました（コラム⑥）．その後2009年の政権交代では，民主党はマニフェストに応能負担を原則とした「障がい者総合福祉法」を制定する方針を

 コラム⑤　措置制度と契約制度

●措置制度

措置制度とは，市町村や福祉事務所等の**行政機関が，利用者が福祉サービスを受ける要件を満たしているかどうかを判断し，行政権限によってサービスを提供する制度**です．

従来，障害者のサービス利用は，措置制度により実施されていましたが，行政が利用者の意向とは関係なくサービスを決定するため，利用者自身がサービスを選択できない等のデメリットがありました．

●契約制度

契約制度は，介護保険制度では既に導入されていた制度で，**利用者自身が自らの意思と責任においてサービスを選択し**，その利用について市町村から指定事業者（サービスを提供する事業者）へ介護報酬が支払われます．利用者と指定事業者の間には契約が交わされます．

利用者が必要なサービスを選択できるというメリットがあります．

表3 障害者自立支援法の主な改正内容

障害者の範囲の見直し （2010年12月10日施行）	・発達障害が対象となることを明確化
地域における自立した生活のための支援の充実（2011年10月1日施行）	・グループホーム・ケアホーム利用時の助成を創設 ・重度の視覚障害者の移動を支援するサービス（同行援護等）の創設
利用者負担の見直し （2012年4月1日施行）	・原則利用者負担は応能負担とする ・障害者福祉サービスと補装具の利用者負担を合算し負担を軽減する
相談支援の充実 （2012年4月1日施行）	・市町村に基幹となる相談支援センターを設置する等，相談支援体制を強化する ・支給計画の見直し，障害者福祉サービス等利用計画作成の対象者の大幅な拡大を行う
障害児支援の強化 （2012年4月1日施行）	・障害種別等で分かれている施設の一元化，通所サービスの実施主体を都道府県から市町村に移行する等，児童福祉法を基本として身近な地域での支援を充実する ・放課後等デイサービス，保育所等訪問支援を創設 ・在園期間の延長措置を見直す

掲げ，「障害者自立支援法」については廃止を明言しました．2010年12月には「障がい者制度改革推進本部等における検討を踏まえて障害保健福祉施策を見直すまでの間において障害者等の地域生活を支援するための関係法律の整備に関する法律」（整備法）が制定され，これにより障害者自立支援法は改正されることとなりました（**表3**）．最終的に障害者自立支援法は廃止されることはなく，2012年6月に「地域社会における共生の実現に向けて新たな障害保健福祉施策を講ずるための関係法律の整備に関する法律」が公布され，同法律によって「障害者自立支援法」が改正されて「障害者の日常生活及び社会生活を総合的に支援するための法律（障害者総合支援法）」として成立し，2013年4月1日に施行されました．

2 「障害者総合支援法」の目的は？

障害者自立支援法第1条には，「障害者及び障害児がその有する能力及び適正に応じ，自立した日常生活又は社会生活を営むことができるよう」支援に取り組む，と目的が述べられています．障害者総合支援法では，さらにこの目的を具体的なものとするため，「障害者及び障害児が基本的人権を享有する個人としての尊厳にふさわしい日常生活又は社会生活を営むことができる」ことを目的とすることとともに，「地域生活支援事業」による支援をも含めた総合的な支援を行うことが明記されました．また第1条の2に新たに基本理念として次の6つが掲げられました．

① 全ての国民が，障害の有無にかかわらず，等しく基本的人権を享有するかけがえのない個人

コラム⑥　応能負担と応益負担（定率負担）

支援費制度では，サービス利用者が**負担能力に応じて利用料金の一部を負担**するため，年収により負担額が決められていました．これを「**応能負担**」とよびます．しかし，在宅サービス利用者が増大する等，財源不足が深刻化しました．

そこで，障害者自立支援法においては，サービス利用者がサービスの費用を皆で支え合うという仕組みに改定されます．つまり，**自分の受けたサービスによって負担金が設定される**ようになったのです（原則として費用の1割を負担）．これは「**応益負担**」（定率負担）とよばれ，介護保険法にも適用されている費用負担制度です．

「応益負担」においては，障害の程度が重く，多くのサービスを利用するほど自己負担額は増えることとなります．そのため，障害の程度が重く就労が困難な障害者に，より負担が重くのしかかることとなり，批判の声があがりました．

として尊重されること．

② 全ての国民が，障害の有無によって分け隔てられることなく，相互に人格と個性を尊重し合いながら共生する社会を実現すること．

③ 全ての障害者及び障害児が可能な限りその身近な場所において必要な日常生活又は社会生活を営むための支援を受けられること．

④ 社会参加の機会が確保されること．

⑤ どこで誰と生活するかについての選択の機会が確保され，地域社会において他の人々と共生することを妨げられないこと．

⑥ 障害者及び障害児にとって日常生活又は社会生活を営む上で障壁となるような社会における事物，制度，慣行，観念その他一切のものの除去に資すること．

3 「障害者自立支援法」・「障害者総合支援法」の主な改正内容は？

a 「障害者自立支援法」で改正された福祉サービス

従来の福祉サービスから「障害者自立支援法」で改正された主な内容は，

- 障害者福祉サービスの一元化
- 障害者の就労支援の強化
- サービス体系の再編
- 支給決定のプロセスの透明化・明確化
- 公平な費用負担と財政責任の明確化

です．

① 障害者福祉サービスの一元化

支援費制度を含む従来の福祉サービスでは，障害児は「児童福祉法」，身体障害者は「障害者福祉法」，知的障害者は「知的障害者福祉法」，精神障害者は「精神保健福祉法」（精神障害者は支援費制度の対象外とされていました）と決められていました．

しかし，「障害者自立支援法」では，障害の種別にかかわらず，自立支援を目的とする共通の福祉サービスとして，共通の福祉制度（障害者自立支援法）となります．サービスの提供主体は市町村（最も身近な行政機関）に一元化されました．

② 障害者の就労支援の強化

働きたいと考えている障害者に対して，就労の場を確保する支援が強化されました．

③ サービス体系の再編

それまで33の種類に分けられていた施設を，療育支援，生活支援，自立訓練，就労移行支援，就労継続支援，地域活動支援センターの6つの事業に再編しました．

再編にあたっては，地域生活支援，就労支援といった新たな課題のための事業や重度障害者対象のサービスが創設されています．

④ 支給決定のプロセスの透明化・明確化

全国共通のルールを整備し，支援の必要度を判定する尺度（障害程度区分）を導入し，支給決定のプロセスが明確になりました．

⑤ 公平な費用負担と財政責任の明確化

国の費用負担の責任を強化し（費用の1/2を負担），同時に，サービス費用を皆で支え合う仕組み（原則として費用の1割負担）になりました．

b 「障害者自立支援法」から「障害者総合支援法」へ

「障害者自立支援法」から「障害者総合支援法」で改正された主な内容は，

- 障害者・障害児の範囲の見直し
- 障害支援区分への名称変更
- 障害者に対する支援の拡充
- サービス基盤の計画的整備

となります．

① 障害者・障害児の範囲の見直し

「障害者自立支援法」では支援の対象者は身体障害者，知的障害者，精神障害者（発達障害者を含む）でしたが，「障害者総合支援法」では難病等（コラム⑦）が障害者福祉サービスの対象として加えられました．

② 障害支援区分への名称変更

「障害者自立支援法」では"障害程度区分"が用いられていましたが，「障害者総合支援法」では"障害支援区分"に名称が改められました．また，区分の認定が障害の多様な特性やその他の心身の状態に応じて適切に行われるよう，認定調査項目や各項目の判断基準等の見直しが行われました．

障害の程度（重さ）の区分ではなく，障害に応じた（必要とされる標準的な）支援の度合いを総合的に示す区分となりました．

③ 障害者に対する支援の拡充

「障害者総合支援法」では障害者に対する支援の拡大を目的として次のような改正が行われました．

● 重度訪問介護の対象を拡大

「障害者自立支援法」では重度訪問介護の対象を「重度の肢体不自由者であって常時介護を要する障害者」としてきましたが，「障害者総合支援法」では「重度の肢体不自由者その他の障害者であって常時介護を要するものとして厚生労働省令で定めるもの」に改正され，重度の知的障害もしくは精神障害により行動上著しい困難を有する障害者にまで対象が拡大されました．

● ケアホーム（共同生活介護）とグループホーム（共同生活援助）の一元化

「障害者自立支援法」では，障害程度区分によってケアホームとグループホームの2つの類型に分けてサービスが提供されていましたが，実際にはケアホームとグループホームが一体型となった事業者も多く，「障害者総合支援法」では共同生活を行う住居における介護サービスが柔軟に提供できるよう，ケアホームとグループホームがグループホームに一元化されました．また，1人で暮らしたいというニーズに応え，グループホームと連携した「サテライト型住居」が創設されました．

● 地域移行支援の対象を拡大

「障害者自立支援法」における地域移行支援（住居の確保や障害福祉サービスの体験利用・体験宿泊のサポート等，地域生活へ移行するための支援）の対象（障害者支援施設等に入所している障害者，精神科病院に入院している精神障害者）に加え，「障害者総合支援法」では保護施設，矯正施設等を退所する障害者が対象に加えられました．

● 地域生活支援事業の拡大

地域社会における共生を実現するため，障害者に対する理解を深めるための事業が市町村と都道府県の事業に追加されました．

【市町村】
　ア）障害者に対する理解を深めるための研修・啓発

 コラム⑦　難　病

「障害者総合支援法」における難病とは，治療方法が確立していない疾病，その他の特殊な疾病であり，政令で定めるものによる障害の程度が厚生労働大臣が定める程度である者を指します．「障害者総合支援法」制定以前は制度の谷間となり十分な支援を受けることができず，支援の充実が求められていました．「障害者総合支援法」では，障害者の定義に上記の難病等が追加され，難病患者等の身体障害者手帳を取得できない人であっても一定の障害のある人が対象となりました．2024年4月現在，369疾病が「障害者総合支援法」における対象となる疾病とされています．なお，「難病の患者に対する医療に関する法律」による指定難病の要件と，「障害者総合支援法」における取り扱いは一部異なります．

　イ）障害者やその家族，地域住民等が自発的に行う活動に対する支援
　ウ）市民後見人等の人材の育成・活用を図るための研修
　エ）意思疎通支援を行う者の養成

【都道府県】
　ア）意思疎通支援を行う者のうち，特に専門性の高い者の養成，派遣
　イ）意思疎通支援を行う者の派遣に係る市町村相互間の連絡調整等広域的な対応が必要な事業

4　サービスの内容は？

「障害者総合支援法」における障害者を対象としたサービスには，障害者福祉サービスとして自立支援給付（介護給付，訓練等給付，自立支援医療，補装具等）と市町村独自の地域生活支援事業があります（図4）[3]．

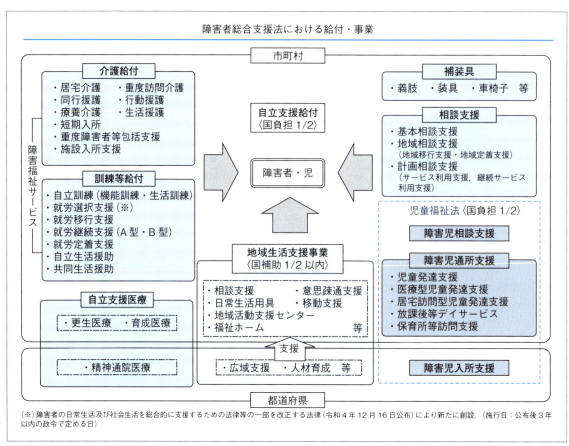

図4　障害者総合支援法における給付・事業　　　　　　　　　　　　（内閣府，2023，文献3より）

a 障害福祉サービス①：介護給付

① 居宅介護
いわゆるホームヘルプサービスで，自宅で，入浴，排泄，食事の介護等を行います．

② 重度訪問介護
重度の肢体不自由者，重度の知的障害もしくは精神障害により行動上著しい困難を有する人で常に介護を必要とする人に，自宅で入浴，排泄，食事の介護，外出時における移動支援等を総合的に行います．

③ 同行援護
視覚障害により，移動に著しい困難をきたす人に対し，移動に必要な情報の提供（代筆や代読）や，移動の援護等の外出支援を行います．

④ 行動援護
自己判断能力に重い障害がある人に対して，その人をよく知るヘルパーがそばにいて，安心して外出し，活動ができるよう支援するサービスです．

⑤ 重度障害者等包括支援
介護の必要性がとても高い人が，生活するために必要なサービスを組み合わせて使うことができるサービスです．たとえば重度訪問介護と短期入所，生活介護と共同生活介護といったものが組み合わされます．

⑥ 短期入所
いわゆるショートステイです．介護する家族に用事がある場合等で一時的に介護ができなくなった場合，短期間，夜間も含めて障害者支援施設等で，入浴，排泄，食事等の介護を行います．

⑦ 療養介護
医療と常時介護を必要とする人に対し，医療機関で機能訓練，療養上の管理，看護，介護および日常生活の介助が行われます．

⑧ 生活介護
障害者支援施設等で日中活動の支援（入浴や排泄，食事の介護，創作活動や生産活動の作業等）

が提供されます．

⑨ 施設入所支援

主に夜間や休日に障害者支援施設等に入所する人を対象に日常生活の介助が行われます．

ⓑ 障害福祉サービス②：訓練等給付

① 自立訓練

自立訓練には以下の2種類があります．

● 機能訓練：病院を退院し，身体的リハビリテーションの継続や社会的リハビリテーションの実施が必要な身体障害者や難病患者，または特別支援学校を卒業し社会的リハビリテーションの実施が必要な身体障害者に対し，理学療法士や作業療法士がリハビリテーションや歩行練習，家事練習等のADL練習等を行います．

● 生活訓練：病院や施設を退院・退所し，社会的リハビリテーションの実施が必要な知的障害者・精神障害者，発達障害者，または特別支援学校を卒業し，社会的リハビリテーションの実施が必要な知的障害者・精神障害者，発達障害者に対し，自宅や一定の場所で，地域での日常生活に必要な食事や家事練習等を行います．

② 就労移行支援

一般企業等への就労を希望する人に対して，就労に必要な知識および能力の向上のために，一定期間，必要な訓練を行います．仕事探しの相談も受けます．

③ 就労継続支援

一般企業等での就労が困難な人に対して，働く場を提供するとともに，知識および能力の向上のために必要な訓練を行います．

就労継続支援には雇用契約を結ぶ「就労継続支援A型」と，雇用契約は結ばない「就労継続支援B型」があります．

④ 共同生活援助

いわゆるグループホームを指します．知的障害や精神障害をもつ人たちが，アパートや家で一緒に暮らします．世話人から日常生活（お金の管理や食事の用意等）の介助を受けることができます．

⑤ 就労選択支援

障害のある人が希望や能力・適性に合った仕事探しや支援機関選びができるよう支援するサービスで，2025年までを目途にサービス開始が予定されています．

⑥ 就労定着支援

一般の企業で働く障害者が労働環境や業務内容に順応し，長く働き続けられるように支援することを目的としたサービスで，就労定着支援員が障害者本人と就労先を仲立ちし，相談や助言等，必要な支援を行います．

⑦ 自立生活援助

ひとり暮らし等，地域での独立生活を始める/始めた障害者に対し，定期的な巡回等を通じて助言や支援者との連絡調整を行い，暮らしの安心・安全を確保するためのサービスです．

ⓒ 地域生活支援事業

地域生活支援事業は，障害者が生活する地域の実情（環境や住居する障害者の人数，障害程度等）に応じ，市町村や都道府県が必要な支援を柔軟に行う事業です．したがって内容については，地域の実情に応じさまざまとなります．ここでは主なものについて説明します．

① 移動支援

屋外での移動が困難な障害者が，地域で自立した生活を送るため，さまざまな社会活動に参加できるよう外出時の支援を行います．

② 地域活動支援センター

障害者が地域で自立した生活を送れるよう，創作的活動や生産活動を行う場の提供や，社会との交流促進を行えるよう支援する施設です．

③ 福祉ホーム

住居を必要としている人に，低額な料金で居室等を提供するとともに，日常生活に必要な支援を行います．

ⓓ 相談支援

相談支援には3つの種類があって，相談内容に応じて「基本相談支援」「地域相談支援」「計画相談支援」に振り分けられます．

① 基本相談支援

障害者の生活に関するさまざまな課題や将来の暮らしに関すること等について，障害者本人や家族等からの相談を受け，相談内容に応じて必要な

表4 障害支援区分の認定調査項目（80項目）

1. 移動や動作等に関連する項目（12項目）							
1-1	寝返り	1-2	起き上がり	1-3	座位保持	1-4	移乗
1-5	立ち上がり	1-6	両足での立位保持	1-7	片足での立位保持	1-8	歩行
1-9	移動	1-10	衣服の着脱	1-11	じょくそう	1-12	えん下
2. 身の回りの世話や日常生活等に関連する項目（16項目）							
2-1	食事	2-2	口腔清潔	2-3	入浴	2-4	排尿
2-5	排便	2-6	健康・栄養管理	2-7	薬の管理	2-8	金銭の管理
2-9	電話等の利用	2-10	日常の意思決定	2-11	危険の認識	2-12	調理
2-13	掃除	2-14	選択	2-15	買い物	2-16	交通手段の利用
3. 意思疎通等に関連する項目（6項目）							
3-1	視力	3-2	聴力	3-3	コミュニケーション	3-4	説明の理解
3-5	読み書き	3-6	感覚過敏・感覚鈍麻	—		—	
4. 行動障害に関連する項目（34項目）							
4-1	被害的・拒否的	4-2	作話	4-3	感情が不安定	4-4	昼夜逆転	4-5	暴言暴行
4-6	同じ話をする	4-7	大声・奇声を出す	4-8	支援の拒否	4-9	徘徊	4-10	落ち着きがない
4-11	外出して戻れない	4-12	1人で出たがる	4-13	収集癖	4-14	物や衣類を壊す	4-15	不潔行為
4-16	異食行動	4-17	ひどい物忘れ	4-18	こだわり	4-19	多動・行動停止	4-20	不安定な行動
4-21	自らを傷つける行為	4-22	他人を傷つける行為	4-23	不適切な行為	4-24	突発的な行動	4-25	過食・反すう等
4-26	そう鬱状態	4-27	反復的行動	4-28	対人面の不安緊張	4-29	意欲が乏しい	4-30	話がまとまらない
4-31	集中力が続かない	4-32	自己の過大評価	4-33	集団への不適応	4-34	多飲水・過飲水	—	
5. 特別な医療に関連する項目（12項目）							
5-1	点滴の管理	5-2	中心静脈栄養	5-3	透析	5-4	ストーマの処置
5-5	酸素療法	5-6	レスピレーター	5-7	気管切開の処置	5-8	疼痛の看護
5-9	経管栄養	5-10	モニター測定	5-11	じょくそうの処置	5-12	カテーテル

（厚生労働省, 2014, 文献10より）

情報の提供やアドバイスを行うとともに，市町村や障害福祉サービス事業者との連絡調整等を行います．

② 地域相談支援

障害者が施設や病院等を退所・退院し地域生活を目指すための支援を行います．地域相談支援には2つの種類があります．

【地域移行支援】

障害者支援施設等に入所している障害者や精神科病院に入院している障害者が，住居の確保やその他の地域生活に移行するための活動を行う際に相談を受け，必要な支援を行います．このような支援が行われた際に地域移行支援サービス費が支給されます．

【地域定着支援】

居宅において単身等で生活する障害者に対し，常に連絡がとれる体制を確保し，緊急に支援が必要な事態が生じた際に相談を受け，必要な支援を行います．このような支援が行われた際に地域定着支援サービス費が支給されます．

③ 計画相談支援

障害福祉サービスの利用に関する支援を行います．計画相談支援には2つの種類があります．

【サービス利用支援】

障害福祉サービスの利用申請の際に必要となる「サービス等利用計画案」を作成するための相談，支援を行います．また，市町村からサービスの支給決定がなされた場合には，障害福祉サービス事業者等との連絡調整やサービスの利用調整を行い，「サービス等利用計画」を作成します．

【継続サービス利用支援】

既に障害福祉サービスを利用している方に対して，一定期間ごとにサービス等利用計画を見直すモニタリングを行い，モニタリングの結果をもと

に，必要に応じて関係機関を集めた会議を開催する他，サービス利用の更新，サービス等利用計画の見直しに関する調整を行います．

5 サービス利用までの流れは？

① 受付・申請

サービス利用希望者は，市町村の窓口に申請します．市町村は利用希望者に「サービス等利用計画提出依頼書」を交付します．

② 指定特定相談支援事業者との利用契約

市町村は，サービス利用希望者に，「指定特定相談支援事業者」が作成する「サービス等利用計画案」の提出を求めます．この際，サービス等利用計画案作成のため，指定特定相談支援事業者と契約します．なお，サービス等利用計画については本人・家族が作成・提出（セルフプラン）することも可能です．

③ アセスメントの実施とサービス等利用計画書の作成

利用希望者と契約を結んだ指定特定相談支援事業者は，利用希望者の居宅等を訪問し，面接を行い，サービスを提供するうえでの課題等を調査（アセスメント）します．アセスメントでは心身の状況に関する80項目の調査を実施します（**表4**）．指定特定相談支援事業者はアセスメント結果をもとにサービス等利用計画書の作成を行います．

④ 障害支援区分の認定

市町村はアセスメント結果や医師の意見書をもとに審査会による審査および判定を経て，障害支援区分の認定を行います（**コラム⑧**）．

⑤ 勘案事項の調査およびサービス利用意向の聴取

市町村の担当者が，認定された障害支援区分と介護者や居宅の状況等を勘案するとともに，サービス利用希望者の意向を聞き取り調査します．サービス利用希望者は作成されたサービス等利用計画案を市町村に提出します．

コラム⑧　障害支援区分

障害支援区分は区分1～6までの6段階で区分されます．1から6に近づくにつれ支援度合いは高くなります．まず80項目からなる調査（アセスメント）を行い，この調査結果をコンピュータに入力し一次判定が行われます．一次判定結果および医師の意見書，認定調査票の特記事項等を資料として市町村審査会において二次判定が実施され，最終的な障害支援区分が決定します．

⑥ 支給決定

市町村の調査した結果や，サービス等利用計画案をもとに障害者福祉サービスの支給または地域相談支援の要否が決定・通知されます．サービス利用希望者には「障害福祉サービス受給者証」が交付されます．

⑦ サービス担当者会議

指定特定相談支援事業者は，支給決定された後にサービス担当者会議を開催します．サービス事業者等との連絡調整を行ったうえで，会議等の意見をふまえ，サービス等利用計画が作成されます．

⑧ 契約

支給決定の後，サービス提供事業者との契約を行います（サービス利用希望者は自分の気に入った事業者を選ぶことが可能です）．

⑨ サービス開始

契約完了後サービスが開始されます．

⑩ 一定期間ごとのモニタリング

サービスの利用開始後，サービス等利用計画等が適切であるか，定期的な検証（モニタリング）が行われます．必要に応じ，計画内容の変更等が行われます．

Ⅳ. 地域における社会資源

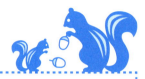

はじめに

社会資源と一口に言っても，そこにはさまざまな形態や概念があります．

たとえば障害者総合支援法や介護保険法等に代表される法律や制度はもちろん，それら法律のもとに提供されるサービス，各種の施設，市町村の窓口等の機関があります．また，ソーシャルワークやケアマネジメント等の技術や知識，さらに，ケアマネジャーやボランティア，施設職員といった人的な資源等，数えあげればきりがありません．

ここでは，これらの中で主なものをいくつか提示します．

1 フォーマルサービスとインフォーマルサービス

提供されるサービスとしては，**フォーマルサービス**と**インフォーマルサービス**があります．

ⓐ フォーマルサービス

フォーマル（公式）なサービスを指します．つまり国や地方公共団体等の**公的機関が行う，法律等の制度に基づいたサービス**のことです．介護保険や医療保険等で給付されるサービス等がこれにあたります．

ⓑ インフォーマルサービス

インフォーマル（非公式）な活動によって提供されるサービスをいいます．どんなにフォーマルサービスが整備されていても，対象者のニーズを完全に満たすことはできません．そこで，公的機関が直接あるいは間接的に行うサービスでは対応できない（表面化しにくい）ニーズに対し，**近隣や地域社会，ボランティア等，インフォーマル（非公式）な援助活動によるサービスの提供が行われます．**

2 法律や制度

フォーマルサービスを利用するためには公式な手続きが必要です．介護保険や障害者総合支援法で定められたサービスで，申請からサービスを利用するまで，それぞれのフォームに則した手続きをふみます．

また，それらの手続きや，サービス内容の細かい決まりごとを定めた法律があります．たとえば障害者総合支援法で車椅子を申請したい場合，一定条件を満たせば補装具費が支給されます．しかし，介護保険法における貸与品目に車椅子が含まれているため，介護保険が適用になる場合には，介護保険での車椅子の貸与が優先されることになります．さらに，介護保険法での貸与品目である車椅子は標準的なものであるため，身体的な特性等により適合しない等の理由があれば，障害者総合支援法で申請し，補装具費の支給を受けることができます．

このように，理学療法士がある程度理解しておく必要がある法律があります．

3 地域包括支援センター

　地域包括支援センターは，介護保険法115条の46第1項により，「地域住民の心身の健康の保持及び生活の安定のために必要な援助を行うことにより，その保健医療の向上及び福祉の増進を包括的に支援することを目的とする施設とする」と定められています．設置主体は市町村であり，運営形態も市町村が直営で行うものや社会福祉協議会や法人に委託し運営するものもあります（人口2～3万人に対して1か所を目安に設置されます）．
　地域包括支援センターには保健師・社会福祉士・主任介護支援専門員（主任ケアマネジャー）の3職種の配置が必須ですが，理学療法士が配置されている自治体もあります．地域包括支援センターは，高齢者やその関係者が生活上の困りごと（医療や介護，保険や福祉等）がある際の相談窓口となります．「地域包括ケアシステム」構築のための中核的な役割が求められる施設です．
　主な業務は，次の4つに集約されます．

・介護予防ケアマネジメント：要介護認定で要支援1，要支援2の認定を受けた人や，基本チェックリスト（p52図5）の結果，生活機能の低下がみられた人に対して自宅で介護予防のためのサービスを適切に利用できるよう，ケアプラン（介護予防サービス計画）の作成や，サービス事業所との連絡・調整等を行います．
・総合相談支援：すべての高齢者に対する相談を受け，高齢者の心身の状況や生活の実態，必要な支援等を把握し，適切な保健・医療・福祉サービス，機関または制度の利用につなげる等の支援を行います．
・権利擁護：高齢者虐待への対応，悪質な訪問販売等による消費者被害の防止，成年後見制度の説明や手続きの支援を行います．
・包括的・継続的ケアマネジメント：高齢者が住み慣れた地域で暮らし続けられるよう，医療機関を含めた関係機関の連携・協働の体制づくりを行います．また，介護支援専門員（ケアマネジャー）が日常業務をしやすいように，サービス事業者や医療機関等との連携調整，助言や指導，ケアマネジャー同士のネットワークづくりの支援を行います．

 コラム⑨　成年後見制度

　成年後見制度は，認知症や知的障害，精神障害等の影響で判断能力が低下した人が一人で財産管理，介護・福祉サービスの利用契約，施設入所・入院の契約締結等の行為が難しい場合に，市民後見人（弁護士や司法書士，社会福祉士等の資格をもたない，親族以外の市民による成年後見人等）や法人後見（社会福祉法人や社団法人，NPO法人等の法人による成年後見）が法的に保護する制度です．

Ⅴ. 地域包括ケアシステムの構築

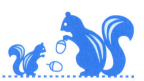

はじめに

国は，団塊の世代が75歳以上（後期高齢者）となる2025年を目途に，「地域包括ケアシステム」を構築するという21世紀における地域ケアの方向性を明確にしました（コラム⑩）．地域包括ケアシステムの構築にあたっては，医療と介護の連携・協働が必要とされています．

1 地域包括ケアシステムの考え方

地域包括ケアシステムとは，団塊の世代が75歳以上となる2025年を目途に構築を目指す，**重度な要介護状態となっても住み慣れた地域で自分らしい暮らしを人生の最後まで続けることができるよう，住まい・医療・介護・予防・生活支援が一体的に提供されるケアシステム**を指します．おおむね30分以内に必要なサービスが提供されるような日常生活圏域（地域包括ケアシステムにおいては中学校区）を単位として想定されています．

今後，認知症高齢者の増加が見込まれることから，認知症高齢者の地域での生活を支えるためにも，地域包括ケアシステムの構築が重要とされます．

また，人口が横ばいで75歳以上人口が急増する大都市部，75歳以上人口の増加は緩やかであるものの人口は減少する町村部等，高齢化の進展状況には大きな地域差が生じています．したがって保険者である市町村や都道府県が，**地域の自主性や主体性に基づき，地域の特性に応じてつくり上げていくことが必要**とされます（図5）[11]．

2 5つの構成要素

地域包括ケアシステムは「介護」「医療」「予防」という専門的なサービスと，その前提としての「住まい」と「生活支援・福祉サービス」が相互に関係し，連携しながら在宅の生活を支えていくこ

 コラム⑩　団塊の世代

団塊の世代（この「団塊の世代」という言い方は堺屋太一の小説に由来します．厚生労働省では「団塊世代」とよんでいます）とは，1947〜1949年に生まれた世代を指します．この時代は，第二次世界大戦が終わり多くの復員兵が婚姻して起こった第一次ベビーブームと重なります．この世代は人口が多いゆえに何事においても社会に大きな影響を与えます．2007年には団塊の世代の一番上の人が60歳となり定年を迎える歳となりました．ここで労働力（労働人口）の減少という社会問題が起こることが予想されていましたが，団塊の世代が基礎年金をもらえるようになる年齢を63歳から65歳に引き上げたこともあり，退職後も引き続き働き続ける人が多かったため，この問題は回避されました．2025年には団塊世代はすべてが75歳以上の後期高齢者となります．

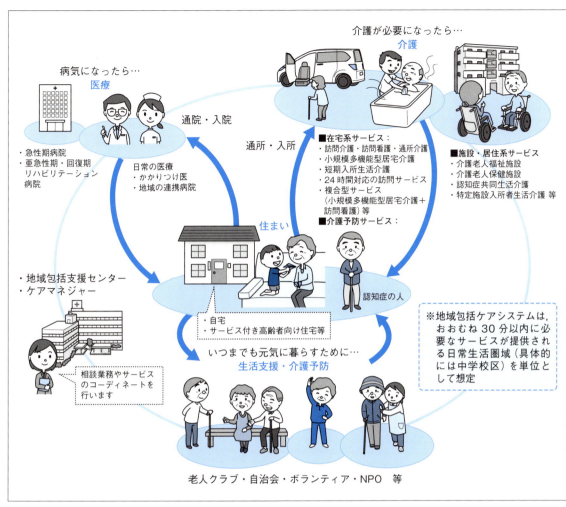

図5 地域包括ケアシステム　　　　　　　　　　　（厚生労働省，2013，文献11より）

とを取り組むべき方向性として示しています（図6）[12]．

「介護・医療・予防」については，

① 個々人の抱える課題に合わせて「介護・リハビリテーション」「医療・看護」「保健・予防」が専門職によって提供される（有機的に連携し，一体的に提供）

② ケアマネジメントに基づき，必要に応じて生活支援と一体的に提供される

とされています．図6では植物の部分にあたります．

植物が育つためには，最低限の条件が必要です．植木鉢にあたる「すまいとすまい方」では高齢者のプライバシーと尊厳が十分に守られた「住まい」が提供されること，土壌にあたる「生活支

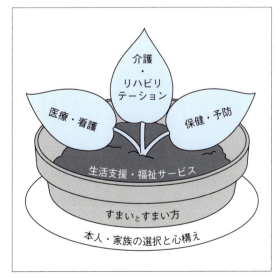

図6 地域包括ケアシステムにおける構成要素
（地域包括ケア研究会，2016，文献12より）

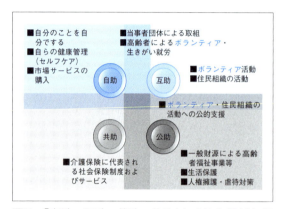

図7 「自助・互助・共助・公助」からみた地域包括ケアシステム
（地域包括ケア研究会，2016，文献12より）

援・福祉サービス」は住まいにおいて安定した日常生活を送るための基本的な要素となります．このような養分を含んだ土があり初めて，植物が育つ，つまり専門職の役割が効果的に発揮されるとされています．

3 「本人・家族の選択と心構え」と「自助」「互助」「共助」「公助」

ⓐ 「本人・家族の選択と心構え」

図6で土台とされる部分にあたります．核家族化等，家庭環境の変化により，単身あるいは高齢者のみの世帯が多くなるなかで，在宅生活を選択することの意味を，本人・家族が理解し，そのための心構えをもつことが強調されています．住み慣れた地域で自分らしい暮らしを人生の最後まで続けることは容易なことではありませんが，地域包括ケアシステムはそれを目指しています．そのためには本人・家族も当事者として理解することが求められています．

ⓑ 「自助」「互助」「共助」「公助」

地域包括ケアシステムでは「本人・家族の選択と心構え」とともに，**「自助」「互助」「共助」「公助」**が強調されています（図7）[12]．「自助」には自分のことを自分でする，自らの健康管理（セルフケア）に加え，市場サービスの購入が含まれます．「互助」には当事者団体による取り組みや高齢者によるボランティア・生きがい就労，ボランティア活動，住民組織の活動が含まれます．「共助」には介護保険に代表される社会保険制度およびサービス，「公助」には一般財源による高齢者福祉事業，生活保護，人権擁護・虐待対策，ボランティア・住民組織の活動への公的支援が含まれます．

これらについて時代や地域の特性に応じ組み合わせていくことが必要とされます．たとえば地域特性では，都市部では強い「互助」を期待することが難しい一方，民間サービス市場が大きいため，「自助」によるサービス購入が可能です．都市部以外の地域は，民間市場が限定的である一方，「互助」の役割に大きな期待が寄せられています．

時代背景では，少子高齢化や財政状況から「共助」「公助」の大幅な拡充を期待することは難しく，「自助」「互助」の果たす役割が大きくなることを意識した取り組みが必要とされます．

4 地域包括ケアシステムにおける理学療法士への期待

地域包括ケアシステムの構築のため，介護保険についても見直しが進められています．社会保障審議会介護保険部会（介護保険制度の見直しに関する意見　概要；2013年12月20日）では，地域包括ケアシステムの実現に向けて充実・強化を図るため，①在宅医療・介護連携の推進，②認知症施策の推進，③地域ケア会議の推進，④生活支援サービスの充実・強化，⑤介護予防の推進，⑥地域包括支援センターの機能強化，が施策として盛り込まれています．これからの地域包括支援センターは，①〜⑤の業務についてもその中心的な役割を担うことになります．

現在のところ地域包括支援センターには**保健師**，**主任介護支援専門員**，**社会福祉士**は必置となっており，理学療法士の配置義務はありませんが，これら5つの業務は理学療法士のかかわる分野でもあります．

ここでは，③地域ケア会議の推進と⑤介護予防の推進の2つを例に挙げてみます．

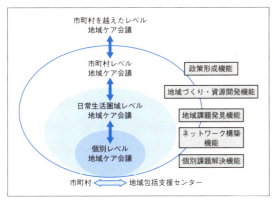

図8 地域ケア会議の構築段階例
（長寿社会開発センター，2013，文献13より）

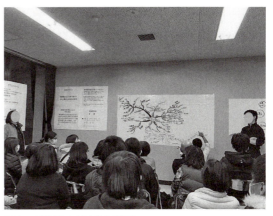

図9 地域ケア会議の様子

ⓐ 地域ケア会議の推進

　地域ケア会議は，多職種の連携と包括的な支援体制の推進のためにも重要な役割を果たします．地域ケア会議は地域包括支援センターおよび市町村レベルの会議であり，**①個別課題解決機能，②ネットワーク構築機能，③地域課題発見機能，④地域づくり・資源開発機能，⑤政策形成機能の5つの機能**をもっています．地域包括支援センターレベルでの会議の主な構成員には理学療法士も含まれます．しかし，これからは個別ケースの検討に参加するだけではなく，幅の広い視点から会議に参加し，専門的な意見を発言することが望まれます．地域ケア会議における理学療法士は，これからの地域づくりにかかわる政策にまで関与することになります（図8）[13]．

　図9は，A市の地域ケア会議でマインドマップという頭の中にある考えを可視化する方法を用いてA市における課題の解決に取り組んでいる様子です．医療・介護・福祉・行政等の関係者が毎回50名程度集まって実施されています．

ⓑ 介護予防の推進

　介護予防の推進では，これまで以上にリハビリテーション専門職への期待が大きくなっています．これまでの介護予防の手法については，心身機能を改善することを目的とした機能回復訓練に偏りがちであったことが指摘されており，特に，生活機能の低下した高齢者に対しては，リハビリテーションの理念をふまえて，「心身機能」「活動」「参加」のそれぞれの要素にバランスよく働きかけることが重要であり，単に高齢者の運動機能や栄養状態といった心身機能の改善だけを目指すものではなく，**日常生活の活動を高め，家庭や社会への参加を促し，それによって一人ひとりの生きがいや自己実現のための取り組みを支援して，生活の質の向上を目指す**ものとされています．

　厚生労働省が示す新しい介護予防事業では，介護予防を機能強化する観点から一般介護予防事業に「地域リハビリテーション活動支援事業」が新たに追加されました．この事業において，各自治体は，リハビリテーション専門職等が地域包括支援センターと連携しながら，通所，訪問，地域ケア会議，サービス担当者会議，住民運営の通いの場等の介護予防の取り組みを総合的に支援することとなります（図10）[14]．理学療法士にはリハビリテーション専門職として大きな期待がかかっていることがわかりますね（**コラム⑪**）．なお，先行事例からは以下のようなことが明らかにされています．

　(1) 地域ケア会議やサービス担当者会議にリハビリテーション専門職等が定期的に関与することにより，①日常生活に支障のある生活行為の要因，②疾患の特徴を踏まえた生活行為の改善の見通し，③要支援者等の有する能力を最大限に引き出すための方法等について検討しやすくなり，自立支援のプロセスを参加者全員で共有し，個々人の介護予防ケアマネジメント力の向上につながる．

　(2) 住民運営の通いの場にリハビリテーション

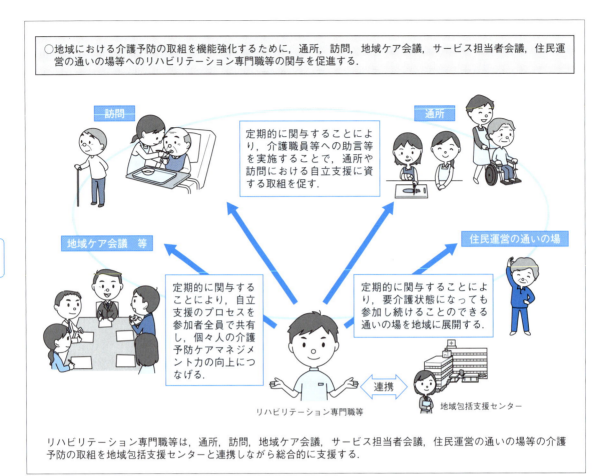

図10 地域リハビリテーション活動支援事業の概要　　　　　　　　　　　（厚生労働省，文献14より）

専門職等が定期的に関与することにより，①身体障害や関節痛があっても継続的に参加することのできる運動法の指導，②認知症の方への対応方法等を世話役に指導，③定期的な体力測定等について実施し，要介護状態になっても参加し続けることのできる通いの場を地域に展開することができる．

(3) 通所や訪問にリハビリテーション専門職等が定期的に関与することにより，①日常生活に支障のある生活行為を改善するための効果的な運動プログラムの提案，②介護職等への助言，等を実施し，通所や訪問における自立支援に資する取り組みを促すことができる．

図11は，要支援認定者等を対象とした介護予防・日常生活支援総合事業（総合事業）で実施されているB市の訪問型サービスCという事業の様

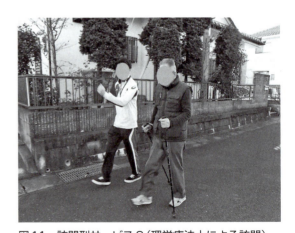

図11　訪問型サービスC（理学療法士による訪問）

子です．短期間に集中して行われるもので，理学療法士が対象者の自宅を訪問し，自宅の周囲で歩行の練習をしています．

コラム⑪　理学療法士への大きな期待

　2014年6月に「地域における医療及び介護の総合的な確保を推進するための関係法律の整備等に関する法律」が公布されました．略称を「医療介護総合確保推進法」といいます．

　この法律は高齢化が進行するなかで，社会保障制度を将来も維持していくために，医療・介護提供体制の構築や，医療・介護を対象とした新たな税制支援制度の確立，地域包括ケアシステムの構築等を行い，地域における医療と介護の総合的な確保を推進するものです．

　同年9月には総合確保方針が示され，各都道府県は「地域医療介護総合確保基金」をつくり，医療介護の総合的な確保に向けた事業が実施されることとなりました．この事業のなかには「介護従事者の確保に関する事業」として理学療法士，作業療法士，言語聴覚士のリハビリテーション専門職を対象とする指導者育成事業があります．地域包括ケアの構築に向け参画できるリハビリテーション専門職の人材育成のための補助金がつき，全国で人材育成を目的とした研修が開催されるようになりました．

　いかに理学療法士が地域包括ケアシステムのなかで重要なポジションとして期待されているかがわかりますね．

Ⅵ. 地域共生社会

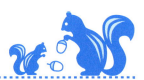

> **はじめに**
>
> 地域包括ケアシステムの次に国が掲げた構想が地域共生社会[15]です．地域包括ケアシステムの対象は主に高齢者となっていましたが，地域共生社会は障害者支援や子育て支援，生活困窮者支援等，困難をもつあらゆる人を地域で支えるための仕組みです．

1 地域共生社会の定義

2017年2月7日に，厚生労働省「我が事・丸ごと」地域共生社会実現本部は，"**「地域共生社会」とは，制度・分野ごとの「縦割り」や「支え手」「受け手」という関係を超えて，地域住民や地域の多様な主体が「我が事」として参画し，人と人，人と資源が世代や分野を超えて「丸ごと」つながることで，住民一人ひとりの暮らしと生きがい，地域をともに創っていく社会を目指すものである**"と定義しています[15]．

2 地域共生社会の実現に向けた背景

わが国では，地域の相互扶助や家族同士の助け合いによって人々の暮らしが支えられ，子育てや介護等についても地域や家族がその役割を担ってきました．しかし，核家族化や高齢化等，社会状況が変化するなかで，子育てや介護等においては複合的な支援が必要になってきています．これまでは，対象者ごとに，つまり「縦割り」の制度のもとに支援が実施されていました．しかし制度の成熟化が進む一方で，縦割りのシステムにはさまざまな課題が生じ，既存の制度では対象としないニーズへの対応や，複合的な課題を抱える人や世帯への対応に限界が生じてきました．

3 地域共生社会の構想

高齢者のみではなく，障害者や生活困窮者，子ども・子育て家庭における支援を，これまで地域包括ケアシステムの構築に向けて整備されてきた自助や互助等の概念をもとに，地域力を強化し支えていく地域づくりの構築が必要となります（図12）．

具体的な地域力の強化には，住民1人ひとりが身近な地域の抱える問題を「我が事」としてとらえ，積極的にかかわる風土を築くことが大切です．

地域共生社会が構築されることで，相談・支援の窓口は一体化され，複数の困難を抱える住民であっても気軽に相談しやすい環境が整います．自治体においては，地域が抱える問題や住民ニーズをより的確に把握しやすくなり，医療・介護・福祉のそれぞれの分野を超えた支援を提供できる等のメリットが想定されます．

4 共生型サービスについて

障害のある人が65歳以上になったとき，介護保険制度において障害者福祉制度と相当のサービスがある場合は，障害者福祉制度よりも介護保険制度が優先されます．そのため，それまで使用していた福祉サービスを提供していた事業者から，

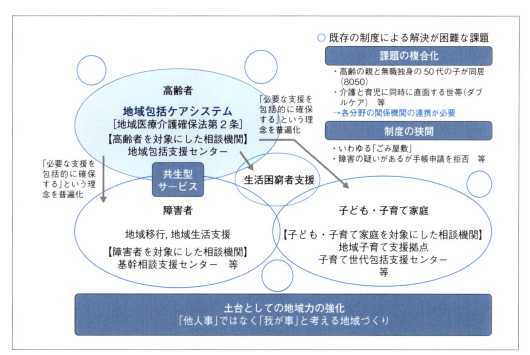

図12　地域共生社会の実現に向けた包括的支援体制　　　　　　（厚生労働省, 2018, 文献16より）

介護保険サービス提供事業者へ変更する必要がありました．

国は，地域共生社会の実現に向けて，障害のある人と高齢者が同一の事業所でサービスを受けやすくするため，介護保険制度および障害者福祉制度両方の制度に，新たに「共生型サービス」を位置づけました．その結果，デイサービス，ホームヘルプサービス，ショートステイを「共生型サービス事業所」として両制度の利用者に提供することが可能となりました．

5　2040年に向けて

日本の人口は減少局面を迎えており，2070年には総人口が9,000万人を割り込み，高齢化率は39％になると予測されています．さらに，団塊の世代の方々がすべて75歳以上になる2025年には75歳以上の人口が全人口の約18％，2040年度には65歳以上の人口が全人口の約35％となることが見込まれています[17]．さらに，わが国の出生率は1.20（2023年）であり，少子化の傾向が続いています．世帯構成は，2040年には単身世帯が39.3％，高齢者単身世帯が17.7％と単身世帯が全世帯の半数を占める見込みです[17]．

地域社会において住民の互助を支える機能強化は重要です．「全世代型社会保障構築会議報告書（2022年12月16日）」では，地域共生社会の実現に向けて取り組むべき課題が示され，互助の機能強化のために地域づくりを進めることや孤独・孤立対策，社会保障教育の推進等が示されています[18]．

（浅川育世・松田智行）

3章

介護保険制度下での地域理学療法

I. 要介護認定とケアマネジメント
II. 介護保険における理学療法
III. 特定疾病の特徴と介入への視点

Ⅰ. 要介護認定とケアマネジメント

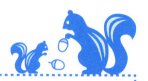

> **はじめに**
>
> ここでは，介護保険制度についてさらに理解を深めるために，介護保険サービスを受けるための導入部分について学んでいきましょう．

要介護認定

　要介護認定とは，被保険者が要介護状態や要支援状態にあるかを市町村が判定することです．要介護認定がなければ介護サービスを受けることはできません．介護サービス利用の流れは図1に示したとおりです．

● 一次判定

　調査結果と主治医の意見書の意見をコンピュータに入力することにより**要介護認定等基準時間**（表1）が算出されます．要介護認定等基準時間とは介護にかかる時間のことで，入浴，排せつ，食事等の介護（直接生活介助），洗濯，掃除等の家事援助（間接生活介助），徘徊に対する探索，不潔な行為に対する後始末等（問題行動関連行為），歩行訓練，日常生活訓練等の機能訓練（機能訓練関連行為），輸液の管理，褥瘡の処置等の診療の補助（医療関連行為）の5つの分野の介護行為ごとに必要な1日あたりの時間を推計し合計したものです．あくまでも介護の必要性を比較するための基準であり，実際に行われる介護時間とは異なります．

● 二次判定

　介護認定審査会が，一次判定の結果と主治医の意見書の内容を参考に要介護，要支援，非該当の別を認定します．一次判定，二次判定を合わせて要介護認定とよびます（図2）．

　二次判定の結果，最終的に要介護状態になるおそれがあり，日常生活に支障がある人を要支援1・2に認定し，介護サービスが必要な人を要介護1～5に認定します．この区分は，2005年の介護保険制度改正で新たに定められた区分割です．それまでは要支援1・2はなく，要支援として一律に区分されていました．

表1　要介護状態区分（要介護度）と要介護認定等基準時間

要支援1	要介護認定等基準時間が25分以上32分未満
要支援2	要介護認定等基準時間が32分以上50分未満
要介護1	要介護認定等基準時間が32分以上50分未満（要支援2を除く）
要介護2	要介護認定等基準時間が50分以上70分未満
要介護3	要介護認定等基準時間が70分以上90分未満
要介護4	要介護認定等基準時間が90分以上110分未満
要介護5	要介護認定等基準時間が110分以上

（厚生労働省，2000，文献1より）

1　要支援1・2で利用できるサービスは？

　要支援状態の人は，**要介護状態となるおそれがあり，家事や身支度等の日常生活に支援が必要**となります．要支援1・2と認定された場合は，地域包括支援センターによる介護予防ケアプランが作成されます．

　保険給付は予防給付とよばれ，サービスの名称の頭には「介護予防」が冠されています（図1）．

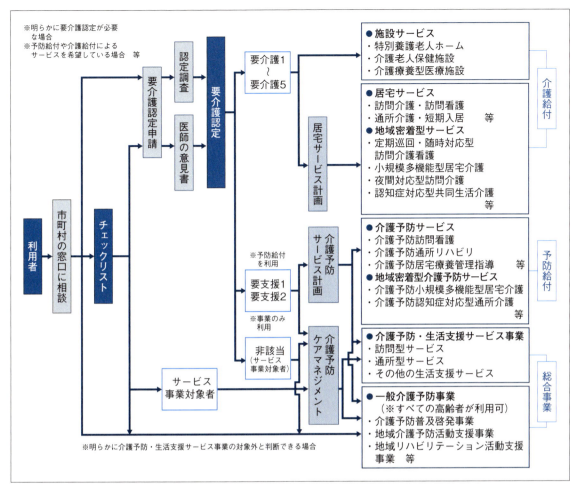

図1 介護サービス利用の手続き　　　　　　　　　　　　　　　（厚生労働省，文献2より）

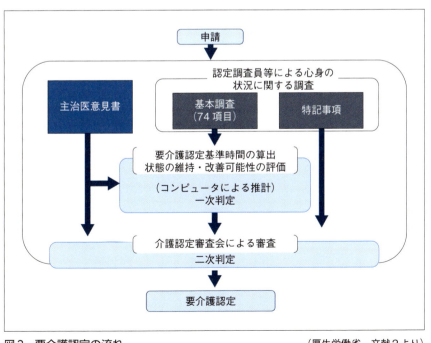

図2 要介護認定の流れ　　　　　　　　　　　　　　　　　　　（厚生労働省，文献2より）

介護給付におけるすべての施設サービスと地域密着型サービスの一部は，予防給付には設定されていません．すなわち，入所型のサービスや24時間対応のサービスは要支援者は利用できません．

2 要介護1～5で利用できるサービスは？

要介護状態の人は，<u>寝たきりや認知症等で，常時介護が必要</u>となります．また，要介護認定基準時間が32分以上50分未満に相当（要支援2に相当）する人でも，心身の状態が安定しない場合，または認知症等により予防給付の利用に適切な理解が困難な場合は，要介護1に基準が繰り上がります．要介護1～5と認定された人は，介護支援専門員による介護サービス利用計画が策定されます．

保険給付は介護給付とよばれ，サービスには施設サービス，居宅サービス，地域密着型サービスがあります．

3 地域支援事業とは？

地域支援事業とは被保険者が要介護状態になることを予防するとともに，要介護状態等となった場合においても，可能な限り地域において自立した日常生活を営むことができるよう市町村が支援する事業です．

地域支援事業は，介護予防・日常生活支援総合事業（介護予防・生活支援サービス事業，一般介護予防事業），包括的支援事業（地域包括支援センターの運営，在宅医療・介護連携の推進，認知症施策の推進，生活支援サービスの体制整備），任意事業（介護給付費適正化事業，家族介護支援事業，その他の事業）で構成されています．

このうち，予防給付に位置付けられていた「訪問介護および通所介護」が，2015年の介護保険制度改定により，2017年度末までに市町村の実情に応じた取り組みができるように，地域支援事業に移行されました（図3）．

これまで介護予防事業は，一次予防事業と二次

> **コラム①　市町村における地域づくり**
>
> 地域支援事業は，介護予防・日常生活支援等，多様な事業から構成されています．市町村でのさまざまな取り組みやこれから事業を行う関係者向けに，厚生労働省ホームページ「令和4年度地域づくり加速化事業の成果物（研修動画等）について」に，学習内容や好事例が掲載されています[3]．

予防事業に区別されていましたが，2018年4月からは一次予防事業と二次予防事業に区別することなく地域の実情に応じた取り組みがなされることとなりました．なお，二次予防事業で実施していた運動器の機能向上プログラムや口腔機能の向上プログラムに相当する介護予防については，介護予防・生活支援サービス事業となりました（**コラム①**）（**図4**）．

また，介護予防・日常生活支援総合事業の対象には，従来の要支援者や「基本チェックリスト」（**図5**）の配布を行わない一般高齢者も含まれます（**図6**）．

介護予防・日常生活支援総合事業は，以下の事業に整理されました．

● 介護予防・生活支援サービス事業

従来の介護予防通所介護や介護予防訪問介護に加えて，通所型や訪問型サービス等，地域の実情に応じた多様なサービスから構成されます．訪問型・通所型に共通するものとして従来の基準よりやや緩和したサービスA，住民主体のサービスB，保健・医療の専門職による短期間（3～6か月）で実施されるサービスCがあります．なお，訪問型のみのサービスとして，介護予防・生活支援サービスと一体に行われる移動支援や移送前後の生活支援があります（訪問型サービスD）．

● 一般介護予防事業

介護予防把握事業，介護予防普及啓発事業，地域介護予防活動支援事業，一般介護予防事業評価事業，地域リハビリテーション活動支援事業の5つの事業で構成されます．

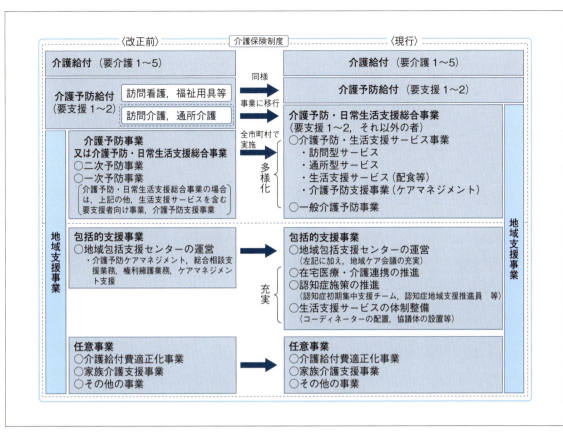

図3　現行の介護予防・日常生活支援総合事業と改正前の地域支援事業との関係　　（厚生労働省，文献5より改変）

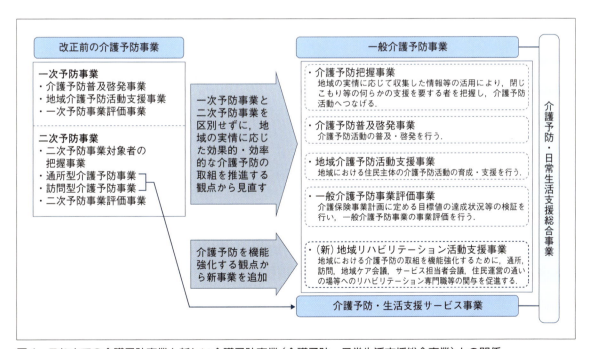

図4　これまでの介護予防事業と新しい介護予防事業（介護予防・日常生活支援総合事業）との関係
　　　　　　　　　　　　　　　　　　　　　　　　　　　　　　　　　　　　（厚生労働省，文献4より改変）

基本チェックリスト

No.	質問項目	回答（いずれかに○をお付けください）	
1	バスや電車で1人で外出していますか	0 はい	1 いいえ
2	日用品の買物をしていますか	0 はい	1 いいえ
3	預貯金の出し入れをしていますか	0 はい	1 いいえ
4	友人の家を訪ねていますか	0 はい	1 いいえ
5	家族や友人の相談にのっていますか	0 はい	1 いいえ
6	階段を手すりや壁をつたわらずに昇っていますか	0 はい	1 いいえ
7	椅子に座った状態から何もつかまらずに立ち上がっていますか	0 はい	1 いいえ
8	15分位続けて歩いていますか	0 はい	1 いいえ
9	この1年間に転んだことがありますか	1 はい	0 いいえ
10	転倒に対する不安は大きいですか	1 はい	0 いいえ
11	6か月間で2〜3kg以上の体重減少がありましたか	1 はい	0 いいえ
12	身長　　　cm　体重　　　kg　（BMI＝　　　）（注）		
13	半年前に比べて固いものが食べにくくなりましたか	1 はい	0 いいえ
14	お茶や汁物等でむせることがありますか	1 はい	0 いいえ
15	口の渇きが気になりますか	1 はい	0 いいえ
16	週に1回以上は外出していますか	0 はい	1 いいえ
17	昨年と比べて外出の回数が減っていますか	1 はい	0 いいえ
18	周りの人から「いつも同じ事を聞く」などの物忘れがあると言われますか	1 はい	0 いいえ
19	自分で電話番号を調べて，電話をかけることをしていますか	0 はい	1 いいえ
20	今日が何月何日かわからない時がありますか	1 はい	0 いいえ
21	（ここ2週間）毎日の生活に充実感がない	1 はい	0 いいえ
22	（ここ2週間）これまで楽しんでやれていたことが楽しめなくなった	1 はい	0 いいえ
23	（ここ2週間）以前は楽にできていたことが今ではおっくうに感じられる	1 はい	0 いいえ
24	（ここ2週間）自分が役に立つ人間だと思えない	1 はい	0 いいえ
25	（ここ2週間）わけもなく疲れたような感じがする	1 はい	0 いいえ

（注）　BMI＝体重(kg)÷身長(m)÷身長(m)が18.5未満の場合に該当とする．

図5　基本チェックリスト　　　　　　　　　　　　　　　　　　　　　　　（厚生労働省，文献5より）

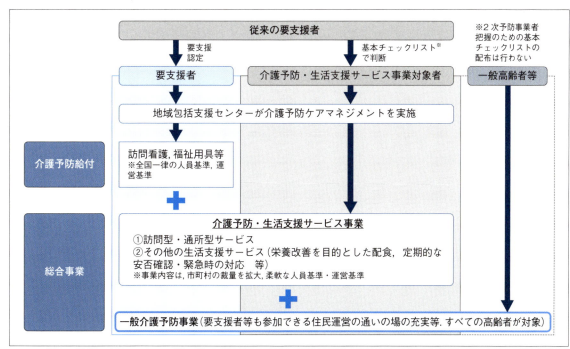

図6 従来の要支援者および一般高齢者と新しい介護予防事業(介護予防・日常生活支援総合事業)との関係
(厚生労働省,文献4より)

　このうち新たに設けられた地域リハビリテーション活動支援事業は,地域における介護予防の取り組みを機能強化するため,通所,訪問,地域ケア会議,サービス担当者会議,住民運営の通いの場等へのリハビリテーション専門職(理学療法士,作業療法士,言語聴覚士)等の関与を促進する事業であり,今後ますます地域における理学療法士への期待が高まっています(図4).

B ケアマネジメント

要支援・要介護認定後，区分の違いにより，予防給付と介護給付にサービスが分けられます．

サービス利用の計画は，利用者本人のニーズをもとに，介護支援専門員が適切なサービス利用計画（ケアプラン）と目標を作成します（図7）．ケアプラン作成後，介護支援専門員は，1か月に1度利用者に面会し，サービス利用に関する意見や調整を行います．また，サービスを提供している事業所や主治医，看護師，理学療法士等が定期的に集まり，利用者本人と一緒に今後のサービス利用計画の内容について話をします．

● ケアマネジメントの流れ
① 相談受付
② 申し込み
③ 利用者の現状把握と課題の分析（アセスメント）
　介護支援専門員が自宅を訪問し，本人・家族と面談を行い，現在の状態や抱えている悩み，問題点，解決すべき課題について分析を行います．
④ ケア目標とケアプラン（案）の作成
⑤ サービス担当者会議
　課題分析と利用者・家族のニーズをもとに適切なサービスが提供できるようケアプランを作成し，サービス事業所と連絡調整を行います．
⑥ サービス利用開始
⑦ プランの見直し

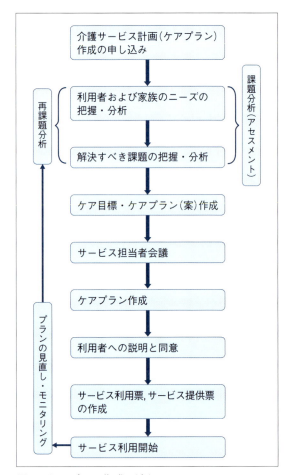

図7　ケアプラン作成の流れ
　　　　　　　　　　（高室，2011，文献6より）

Ⅱ. 介護保険における理学療法

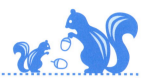

はじめに

介護保険における介護サービスの種類を図8に示します.
　理学療法士等の配置基準により特定の介護報酬が算定できるもの,または理学療法士による個別訓練で介護報酬を算定できるものは,以下のサービスです.
- 訪問サービス：訪問リハビリテーション,訪問看護ステーション
- 通所サービス：通所リハビリテーション
- 施設サービス：介護老人保健施設

　また,理学療法士のかかわりによる介護報酬の算定はなくても,理学療法士が関与できるサービスは存在します.たとえば,福祉用具貸与は,理学療法士が貸与する福祉用具について助言・指導を行っても介護報酬として算定はありません.しかし,利用者にとってはより適した福祉用具の選択が可能となります.
　ここでは,理学療法士がかかわる主なサービスについて学んでいきます.

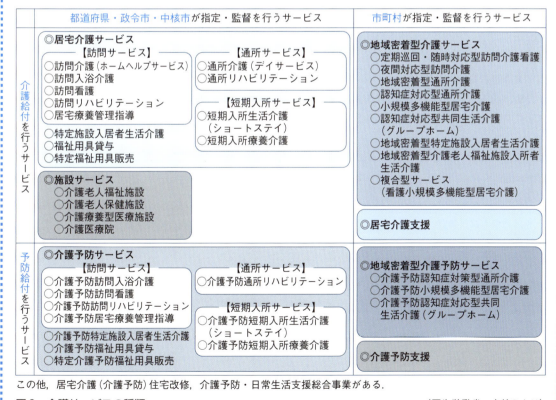

図8　介護サービスの種類　　　　　　　　　　　　　　　　　　　　　　（厚生労働省,文献2より）

A 施設サービス

介護保険制度における「施設サービス」には，介護老人保健施設サービス，介護老人福祉施設サービス，介護医療院サービスの3種類があります．

- **介護老人保健施設（老健）**：要介護高齢者にリハビリテーション等を提供し，在宅復帰・在宅支援を目指す施設
- **介護老人福祉施設（特別養護老人ホーム）**：要介護高齢者のための生活施設（コラム②）
- **介護医療院**：要介護高齢者の長期療養・生活のための施設（コラム②）

そのうち，理学療法士の配置基準が設定されているのは**介護老人保健施設（入所者100名に対して1名以上の常勤の理学療法士あるいは作業療法士，言語聴覚士の配置）**です．その他の2施設（介護老人福祉施設，介護医療院）でも機能訓練は行われていますが，理学療法士に限定されていません．

ここでは，介護老人保健施設における理学療法士の役割について述べていきます．介護老人保健施設は，医療機関を退院しても直接在宅に帰ることができない人に，期間を限定して生活機能を高め，**自宅へ退院することを支援する役割**を有しています．そのため，介護老人保健施設では，入所者の在宅復帰を支援するための理学療法を提供し生活のなかで利用者の生活機能を向上させ，さらに在宅復帰の阻害要因をできるだけ軽減することが求められます．

また，2021年度よりターミナルケア加算が新設され，看取りの位置付けもされました（コラム③）．そのため，今後は看取りに向けたかかわりも必要になってくる可能性があります（コラム④）．

1 生活場面に即した介護の実践と評価

介護老人保健施設では，医療機関とは異なり，看護師の配置は少なく，介護福祉士（あるいは介護職）が多く勤務しています．そのため，利用者が入所してからすぐに，生活機能に即した介護をする必要があります．

理学療法士は，利用者が身の回りの動作（たとえば，寝返り，ベッドからの起き上がり，排泄動作，移動動作等）をどの程度できるか，またどのように介助をすればできるかを評価します．評価した内容を施設職員と協議し，適切な介護や生活環境の整備を実施していきます．

 コラム② 介護老人福祉施設と介護医療院

●**介護老人福祉施設**

介護保険法下の施設で，老人福祉法では**特別養護老人ホーム**ともよばれていました．

生活サービスが中心に提供され，「住まい」という視点の強い施設です．実際には施設で生涯を閉じる人も多いのが現状ですが，可能なかぎり在宅生活への復帰を念頭に置き，サービス計画に基づいた入浴・食事等の日常生活の世話，機能訓練，健康管理等が行われます．

●**介護医療院**

2017年改正により，新たに新設されたサービスです．介護保険法第8条第29項では，「介護医療院とは，要介護者であって，主として長期にわたり療養が必要である者に対し，施設サービス計画に基づいて，療養上の管理，看護，医学的管理の下における介護及び機能訓練その他必要な医療並びに日常生活上の世話を行うことを目的とする施設」とされています．そのため，医療の必要な要介護高齢者の「日常的な医学管理」「看取りやターミナルケア」等の機能と，生活施設の機能を兼ね備えています．

2 施設における理学療法士の役割

現在，介護老人保健施設で働く理学療法士数が増加しています．また，介護老人保健施設にリハビリテーション専門職が多く配置されていると，在宅への復帰率が高いとの報告もあります[7]．本来，介護老人保健施設は病院と自宅の中間施設であり，利用者が自宅へ戻ることを目的としています．リハビリテーション専門職の一員として理学療法士は他の職種と連携しながら専門的な視点でしっかりと役割を果たす必要があります．定期的な評価はもちろん，目標の設定，そのための計画および計画の遂行といった一連の業務を実施しなくてはなりません．

一方，介護老人福祉施設等は家庭の延長の場，生活の場，または終の棲家となる場合も多く，施設サービスでの理学療法士の新たな役割の創出や，需要が高まることも予測されます．

3 "獲得された無力感"への配慮

多くの研究結果から，障害を有した人が自宅に復帰するための要因の1つとして，移動手段が自立レベルに達していることが挙げられています．介護老人保健施設等，施設入所を利用されている人の中には，障害をもった後，自宅に帰りたいという希望があっても，移動手段が自立に至らないため施設入所を余儀なくされたという人もいます．

このような状況から，障害を有することによって無力感を抱く人もいますので，理学療法士は心理面への配慮も行う必要があります．

 コラム③　人生の最終段階における医療・ケアの決定プロセス[7]

2015年3月に，厚生労働省は「終末期医療」という表記を「人生の最終段階における医療」へと変更しました．人生の最終段階における医療・ケアについては，医療従事者から患者・家族等に適切な情報の提供がなされたうえで，患者・家族および医療従事者等が繰り返し話し合いを行い，患者本人による意思決定を基本として行われることが重要とされています．

2017年度より厚生労働省は，「人生の最終段階における医療の普及・啓発の在り方に関する検討会」を開催し，国民，医療福祉従事者への意識調査を実施のうえ，国民に対する情報提供・普及啓発のあり方について報告書をまとめています．

人生の最終段階における医療・ケアについて考える機会を確保し，家族等と話し合う取り組みやプロセス，「アドバンス・ケア・プランニング（ACP）」が重要となってきます．

 コラム④　「看取り」について

今後，在宅や施設において「看取り」が増えると予測されます．最期まで本人がその人らしく尊厳のある生活ができるように，理学療法士としてかかわることがあるかと思います．清潔を保つために，四肢の関節可動域を確保する，褥瘡ができないように予防する，痛みに対しての緩和を行う等，さまざまなかかわりが今後は必要になってくるでしょう．

コラム⑤ 「活動と参加」と「リハビリテーションマネジメント」

2024年3月に，厚生労働省は「リハビリテーション・個別機能訓練，栄養，口腔の実施及び一体的取組について」という通知を示しました．この通知には，リハビリテーション・個別機能訓練と栄養管理の連携の考え方が示されたとともに，リハビリテーションの目指す方向についても示されています．

この通知には，リハビリテーションは，単に運動機能や認知機能といった心身機能の改善だけを目指すのではなく，利用者の日常生活の活動を高め，家庭や社会への参加を可能とすることを目的にするものであると示されています．さらに，リハビリテーションマネジメントとは，調査(survey)，計画(plan)，実行(do)，評価(check)，改善(action)のサイクルの構築を通じて，質の高いリハビリテーションの提供を目指すものとされています．漠然とリハビリテーションの提供を行うことなく，日々の評価や振り返りがとても重要となっています．

B 通所サービス

通所サービスには，通所リハビリテーション(デイケア)と通所介護(デイサービス)があります．通所介護では，施設で入浴，排泄，食事等の介護その他の日常生活上の世話，機能訓練を行います．一方，通所リハビリテーションは，介護老人保健施設，病院，診療所で，その心身の機能の維持回復を図り，日常生活の自立を助けるために行われる理学療法等のリハビリテーションを行います．両者とも，理学療法士による理学療法の提供は可能ですが，通所リハビリテーションでは理学療法士等，従来のリハビリテーション専門職が配置されています．

なお，2024年に厚生労働省より「リハビリテーション・個別機能訓練，栄養，口腔の実施及び一体的取組について」[9]という内容で，活動と参加を目標にしたリハビリテーションの提供と，サービスの質の確保が示されています(コラム⑤)．

C 訪問サービス

介護保険における訪問理学療法には，「訪問リハビリテーション」と「訪問看護ステーション」という2つのリハビリテーションサービスの形態があります．訪問リハビリテーションは，「居宅要介護者等について，その居宅で，その心身の機能維持回復をはかり，日常生活の自立を助けるために行われる理学療法，作業療法，その他必要なリハビリテーションをいう」とされ，理学療法士等がリハビリテーションを提供しています．また，訪問看護は，「居宅要介護者等について，その居宅で，療養上の世話または必要な診療の補助をいう」とされ，理学療法士等が訪問看護ステーションでリハビリテーションを提供しています．訪問看護ステーションは，「居宅要介護者等について，その居宅で，療養上の世話または必要な診療の補助をいう」とされ，人員配置上，理学療法士は必ずしも必要ではありませんが，必要に応じて理学療法士等を配置し，訪問によるリハビリテーションを提供しています．なお，2017年の介護保険制度改正により，「訪問看護ステーション」からの理学療法士等のリハビリテーション専門職の在宅訪問にあたっては，看護師との連携を強化するこ

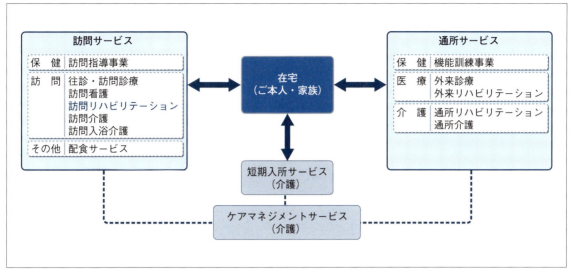

図9 在宅支援スタッフとの協業と連携

とが求められています．

訪問時には，実際に生活をしている住環境を評価し，対象となる人の暮らしに合わせたリハビリテーションサービスを行う必要があります（図9）．

医療機関や介護施設等とは異なり，看護や介護のサービスを提供している人が異なる職場（事業所）に属していることも多くあります．リハビリテーションマネジメントに関する加算や訪問介護への情報提供等による加算も設けられており，今後ますます看護や介護のサービスを行う専門職と密に連絡を取り合い，連携を深めることが必要です（図10）．

理学療法士が行う訪問サービスの内容は，次のとおりです．
- 心身機能の評価と機能訓練
- 歩行や移動に関する支援
- 日常生活活動への助言・指導・支援
- 家族・介護者への介助方法の助言
- 住宅改修の助言
- 補助器具等の利用の助言
- 利用者・家族介護者への精神的支援
- 在宅支援スタッフとの協業と連携
- 対人・社会交流の維持・拡大への助言
- 生きがいづくりの援助等

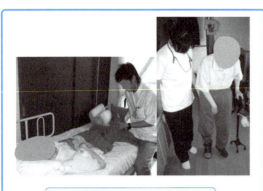
心身機能の評価と機能訓練

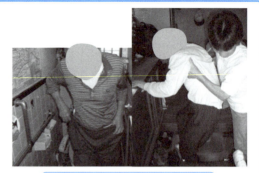
日常生活活動への助言・指導・支援
家族・介護者への介助方法の助言

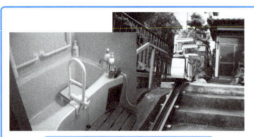
住宅改修の助言
補助器具等の利用の助言

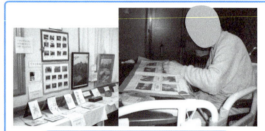
対人・社会交流の維持・拡大への助言
生きがいづくりの援助

図10　訪問サービスの内容

Ⅲ. 特定疾病の特徴と介入への視点

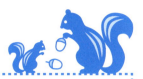

はじめに

　介護保険制度において，理学療法士がかかわる障害のある人の多くは，脳血管疾患が原因疾患である人や，加齢により生活機能が低下した人たちです．

　しかし，訪問リハビリテーション等では，自宅で生活する筋萎縮性側索硬化症や脊髄小脳変性症等の進行性慢性疾患を有する人への理学療法を展開することもあります．生活機能が低下する中で，その人がその人らしく生活するためのかかわりは非常に重要です．ここでは，シャイ・ドレガー症候群の患者さんを例に，理学療法士のかかわり方を学びます．

1　シャイ・ドレガー症候群の事例「娘の結婚式で挨拶がしたい」

　この事例は，シャイ・ドレガー症候群を発症された人が，娘さんの結婚式のために，意思伝達装置の操作練習をし，父親からの挨拶を行った例です．

- **患　者**：50代半ばの男性．シャイ・ドレガー症候群．
- **経　過**：2年前より，立ちくらみの症状が出現し，歩行時の転倒が増加した．その後，歩行ができなくなり，徐々に起き上がりもできなくなった．1年前から寝たきりの状態が続いている．
- **介護状況**：主な介護者は，妻と次女．
- **ADL**：
  移動：全介助（車椅子には乗車可能）
  食事：全介助（胃瘻）
  整容・更衣・入浴：全介助
  コミュニケーション：できない
- **利用サービス**：訪問介護，訪問入浴，訪問リハビリテーション

　図11①をご覧ください．この患者さんが意思伝達装置を使用し，結婚式の原稿を作成しています．四肢の筋力がほぼ不全の状態ですが，右手の

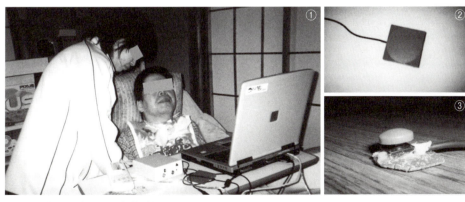

図11　意思伝達装置の操作練習

第二指のみわずかに動きました．けれども振戦があるため，指がずれてしまい，操作ができません．スイッチの工夫（図11②③）や操作練習の末に，なんとか原稿を完成させることができました．

娘さんの結婚式当日には，奥様のお兄様が手紙を代読し，父として娘さんへ言葉で思いを伝えることができた場面です（図12①）．娘さんには内緒にしていたのでとても驚かれたそうです（図12②）．

起立性低血圧等の不測の事態に備えて，当日は訪問看護師が同行しました．また，結婚式参加に向けて，車椅子は背もたれが倒れ，下肢が挙上できるものを利用しました．

心身機能が低下するなかで，あらゆる手段を用いて参加する能力の獲得を目指す介入も重要となります．

コラム⑥ 指定難病と特定疾病

わが国の難病対策は，2015年1月より「特定疾患治療費研究事業」から「難病の患者に対する医療等に関する法律」（難病法）に変わりました．「難病法」における医療費助成の対象となる疾病は，2015年1月より「指定難病」とよぶようになりました．指定難病は2024年4月現在で341疾病が指定されています．

一方，特定疾病は，介護保険法で使用される呼び名で，加齢によって身体・精神上の障害が現れやすい（要支援・要介護の状態になりやすい）疾病を指し，現在16疾病が定められています（2章-Ⅱの表2）．

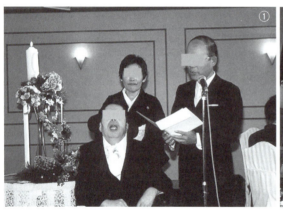
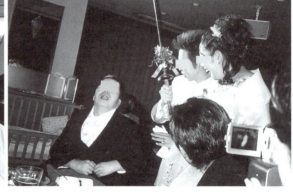

図12　結婚式への参加風景

（松田智行・浅川育世）

4章 在宅理学療法

- I. 在宅医療にかかわる知識
- II. 健康状態の評価とリスク管理
- III. 住環境の整備
- IV. 福祉用具の導入
- V. 動作指導と介助方法の指導
- VI. 健康増進への取り組み
- VII. 終末期のリハビリテーション

Ⅰ．在宅医療にかかわる知識

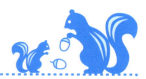

はじめに

　地域理学療法の展開の場として，施設とともに多くを占めるのが在宅です．住み慣れた家で生活することは非常に重要であり，それを支援する理学療法士には多くの期待がかかるとともに，大きな責任が生じます．
　ここでは，在宅理学療法で必要な医学的知識を学んでいきます．

A　呼　吸

1　在宅人工呼吸療法（HMV）とは？

　健康保険において，在宅人工呼吸療法（HMV：Home Mechanical Ventilation）とは，「長期にわたり持続的に人工呼吸に依存せざるをえず，かつ，安定した病状にあるものについて，在宅において実施する人工呼吸法」と定義されています[1]．

　在宅生活における人工呼吸器の使用目的は，①生命維持に不可欠，②呼吸仕事量の軽減，③低酸素血症・換気不全の改善の3つが考えられます．

　日々新しい機種が開発されていても，人工呼吸器の目的は同じです．使用時間はどのくらいか（24時間使用，夜間使用，必要時使用）といった呼吸器設定は，それぞれの患者の状態でさまざまですので，担当ケースに合わせた知識をもち，備えることが大切です．

　医師，看護師，理学療法士，臨床工学技士，業者等が必要時に相談できる環境をつくることも重要です．

　以下に人工呼吸器使用者をみる場合のチェックポイントを挙げます．

ⓐ **人工呼吸器の装着状態はどのようなタイプか**
- 気管切開
- 挿管
- エアウェイ

ⓑ **人工呼吸器使用時の患者の状態はどうか**
- 気管切開の有無
- 自発呼吸の有無
- 意識の有無
- コミュニケーションの有無とその方法（意識のある場合）
- 経口摂取の有無（意識のある場合）
- 移動の有無（意識のある場合）

ⓒ **人工呼吸器の使用状態について**
- 人工呼吸器の換気モードの把握（表1）
- 設定（回数・酸素濃度・サポート圧・PEEP［呼気終末陽圧］・1回換気量・アラーム等）

ⓓ **在宅でのリスク管理への配慮**
- 災害天災時等に人工呼吸器が使用できない場合を考え，手動式人工呼吸器の定置完備と定期的チェック
- 接続部やチューブ類のトラブルを配慮

表1　人工呼吸器の一般的な換気モードと気道内圧設定圧

換気モード	
間欠的陽圧換気（IPPV）	人工呼吸器により設定された換気ガスで送気する方法
持続的陽圧換気（CPPV）	IPPVに呼気終末陽圧（PEEP）を付加した方法
持続的気道陽圧（CPAP）	自発呼吸にPEEPを付加した方法
間欠的強制換気（IMV）	不十分な自発呼吸に加え人工呼吸器に設定した換気ガスを一定間隔で送気する方法
同期式間欠的強制換気（SIMV）	IMVにおける強制換気を自発呼吸の呼気に合わせて送気する方法
圧支持換気（PSV）	自発呼吸の吸気に際し人工呼吸器により設定された圧を換気ガスで供給する方法
二相性陽圧換気（BIPAP）	2つのPEEPでCPAPを交互に行う方法
気道内圧設定	
呼気終末陽圧（PEEP）	呼気の終わりにかける陽圧
吸気終末休止（EIP）	送気が終了しても呼気弁と吸気弁を閉じ，肺内の換気ガスを均等に分布

（日野・森下，2010，文献2より）

- 褥瘡予防のための定期的な体位変換，エアマット等の寝具，栄養管理
- 深部静脈血栓症の併発への配慮（コラム①）

> **コラム①　深部静脈血栓症（DVT：Deep Vein Thrombosis）**
>
> 静脈内で血液凝固による血栓が生じ，静脈血栓が深部静脈に生じるものです．**長期在宅人工呼吸器使用患者**は，ベッドからの離床が難しいことも多く，安静臥床期間も長くなりやすいため，**深部静脈血栓症等の合併**が予測されます．そのため，日常行われていない急激な運動や車椅子乗車等を行う際は，血栓による肺塞栓症の併発にも配慮する必要があります．

2　在宅酸素療法（HOT）とは？

在宅酸素療法（HOT：Home Oxygen Therapy）とは，酸素吸入が必要な慢性呼吸不全の人が自宅に酸素供給装置を設置し，酸素療法を住み慣れた環境で行うことです（コラム②）．外出時には，患者が携帯型酸素ボンベを使用して，趣味や日常生活を続けながら社会活動を継続し，生活の質（QOL）を高めることが可能です[1,3]．

a　健康保険における在宅酸素療法適用基準
- チアノーゼ型先天性心疾患
- 諸種の原因による高度慢性呼吸不全例
- 肺高血圧症
- 慢性心不全

b　在宅酸素療法の対象となることが多い疾患
- **慢性閉塞性肺疾患（COPD）**（約40％）
- 肺結核後遺症
- 間質性肺炎
- 肺がん

c　在宅酸素療法の目的
- 息切れの改善
- 肝臓，腎臓，心臓，脳等のさまざまな臓器の障害予防
- 肺高血圧・肺性心の進行予防
- 睡眠時の低酸素の改善
- 低酸素状態による注意力低下や記憶力低下の改善
- 移動能力や行動範囲の拡大

d　在宅酸素療法のチェックポイント
- 呼吸困難感
- バイタルサイン（コラム③）
- 感染徴候（発熱，喀痰）
- 呼吸音
- 酸素供給装置のセッティングや作動状態
- 鼻カニュラやマスクの汚れ，チューブの閉塞や破損

コラム② 鼻カニュラと酸素吸入装置

　在宅酸素療法（HOT）で低流量の酸素投与を行う場合は，鼻カニュラが多く用いられます．鼻カニュラは，低流量投与に最適なだけでなく，加湿の必要がないこと，会話や食事摂取，喀痰排出も可能であること等のメリットがあります．

　一方，酸素吸入装置には酸素濃縮器，液体酸素，携帯用酸素供給装置等があり，移動や外出時には携帯用酸素供給装置が用いられます（図1）．

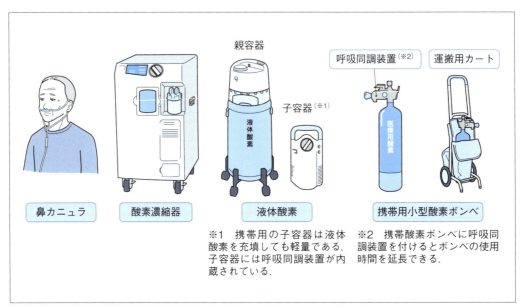

図1　鼻カニュラと酸素吸入装置

 ## コラム③　知っておきたいパルスオキシメーターのこと

　SaO_2（動脈血酸素飽和度）は，動脈血中の総ヘモグロビンのうち，酸素と結合したヘモグロビンが占めている割合のことです．SaO_2 は肺や心臓の病気で酸素を体内に取り込む力が低下することにより下がります．SaO_2 の測定には動脈血の採血が必要となるため，持続的なモニタリングはできません．一方，SpO_2（経皮的動脈血酸素飽和度）はパルスオキシメーターを用い，経皮的に動脈血酸素飽和度を測定した値です．プローブにある受光部センサーが動脈の血流を検知し，光の吸収値から SpO_2 を計算します．SaO_2 と SpO_2 の両者はほぼ等しい値となり，1〜2％の差は許容範囲とされています．

　健常者の SpO_2 は95〜100％で，90％以下の場合は呼吸器系に何らかの問題が起きていることが予測されます．

　パルスオキシメーターを長時間使用する場合は，発光部の発熱による火傷や長時間の圧迫による阻血に注意する必要があります．また，数値は計測20〜30秒後の安定した値を読み取ることが重要です[1]．

e 日常生活の体調管理

- 十分な睡眠，休息，バランスのとれた食事の摂取
- うがいや手洗いを習慣化する
- 冷暖房の温度に気をつけ，外気との極端な温度差は避ける
- 室内の適度な換気
- 体調がすぐれないときの受診
- インフルエンザの予防接種，肺炎球菌ワクチンの接種

f 在宅酸素療法とリスク管理

- 低酸素血症および高炭酸ガス血症の症状に留意（表2）
- 火気への十分な注意（喫煙の禁止，調理点火時中止）
- 酸素ボンベの転倒等による酸素ボンベと流量計接続部の破損
- 最低でも月1回の診察は必要

表2 低酸素血症と高炭酸ガス血症の症状

低酸素血症の症状	高炭酸ガス血症の症状
① 頭 痛	① 頭 痛
② 運動機能障害や判断力の低下	② めまい
③ 混 迷	③ 混 迷
④ 意識消失	④ 意識消失
⑤ 血圧低下	⑤ 不随意運動（羽ばたき振戦等）
⑥ 頻 脈	⑥ 縮瞳および乳頭浮腫
⑦ チアノーゼ	⑦ 高血圧
⑧ 血管拡張による四肢温度の上昇	⑧ 発 汗
	⑨ 元気のなさ

（小山・他，2009，文献4より）

B 栄養状態

1 摂食・嚥下とは？

口から食物を摂取することは，栄養やエネルギー源を供給し，生命を維持するために必要な行為であり，私たち人間の欲求の1つです．

摂食・嚥下とは，食物を認識して，口へ取り込み咀嚼することで食塊を形成し，舌奥への移送と，咽頭から食道への送り込みという一連の流れを指します．

加齢に伴い，舌運動の低下，歯数の減少，唾液分泌の減少，知覚低下（圧覚・味覚），嚥下反射惹起の遅延，喉頭位置の低下，咳嗽力の低下，通過障害，胃食道逆流等により**誤嚥性肺炎**を生じやすくなります．

2 栄養法にはどのようなものがあるの？

栄養法には，経口栄養法，経腸栄養法，静脈栄養法の3つがあります（図2）．

a 経口栄養法

口から食べられる状態です．口から食物を摂取して，胃および胃から先の消化管へ送り込み，栄養を供給します．

b 経腸栄養法（EN：Enteral Nutrition）

経口摂取はできませんが，消化管による消化吸収能が保たれている場合の方法です．経腸栄養法には，大きく3つの方法があります．

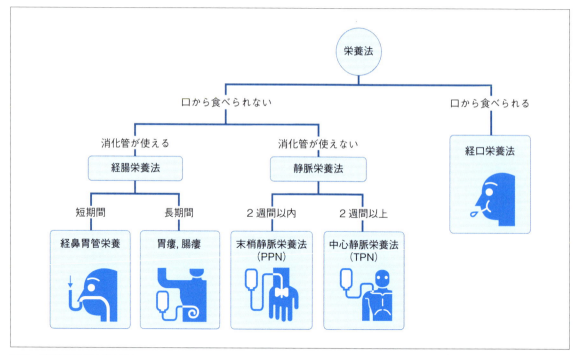

図2　栄養法アルゴリズム　　　　　　　　　　　　　　　　　　　　　（上野，2008，文献5より）

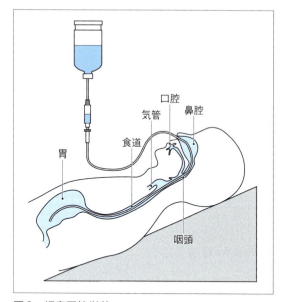

図3　経鼻胃管栄養

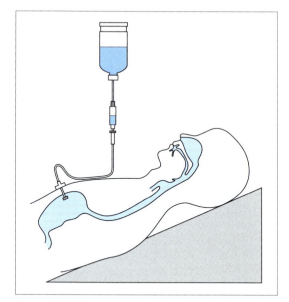

図4　胃瘻栄養

● 経鼻胃（腸）管栄養

　経鼻的にチューブを挿入し，胃あるいは十二指腸，空腸内にチューブの先端を留置する方法です（図3）．

● 胃瘻（PEG）および腸瘻（intestinal fistula）栄養

　長期間にわたる経腸栄養が必要な場合に，胃や腸に瘻孔を造設し，瘻孔にチューブを挿入して栄養剤を投与する方法です（図4，コラム④）．

c 静脈栄養法

経口摂取ができず，消化管も使えない状態，または経口栄養や経腸栄養法では栄養ケアが不十分なときに，栄養素を直接血管内に投与する方法です．静脈栄養法には，大きく2つの方法があります．

- 末梢静脈栄養法（PPN：Peripheral Parenteral Nutrition）

2週間以内の静脈栄養が望まれる場合に多く適応されます．血流の少ない末梢静脈に輸液を投与するため，比較的低濃度の糖質やアミノ酸を含んだ輸液製剤が用いられます．

- 中心静脈栄養法（TPN：Total Parenteral Nutrition）（コラム⑤，⑥）

2週間以上の静脈栄養が望まれる場合に多く適応されます．輸液製剤には，炭水化物やたんぱく質がそれぞれ分解された糖質とアミノ酸が高濃度に含まれており高浸透圧となります．このため，カテーテル先端が，中心静脈（心臓に近い太い静脈）に置かれ，輸液製剤はすぐに血液で希釈されます（図5）．

輸液製剤には必要な微量元素，ビタミン，電解質がすべて含まれ，脂肪は脂肪乳酸のかたちで投与され，まったく食事摂取をしなくても生命維持

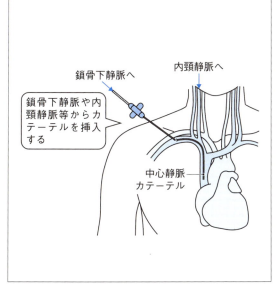

図5 中心静脈カテーテルの挿入部位

 コラム④　胃瘻（PEG：Percutaneous Endoscopic Gastrostomy）

近年，内視鏡を使って瘻孔を増設する「経皮内視鏡的胃瘻造設術」が普及しています．胃瘻増設後に経口摂取が可能な場合は，併用することも可能です．

 コラム⑤　中心静脈栄養法（TPN）

- TPNの適応
  - 長期間消化管が使用できない場合
  - 静脈を介した栄養補給の必要期間が2週間以上ある場合
- TPNの適応疾患
  - 消化管の閉塞（イレウス）
  - 腹膜炎
  - 頻回の嘔吐
  - 重症急性膵炎，短腸症候群

つまり，消化管から栄養を摂ることが不可能な場合や，消化管から栄養を摂ることによって症状が悪化する場合，TPNの適応となります．

 コラム⑥　中心静脈栄養法（TPN）に関連する用語

- IVH（Intravenous Hyperalimentation）

IVHを翻訳すると高カロリー輸液になります．しかし，日本ではIVHというと中心静脈カテーテルも含み，あたかも中心静脈栄養法を指すように解釈されている場合があります．中心静脈栄養法の世界共通のよび方はTPN（Total Parenteral Nutrition）です[8]．

- 中心静脈カテーテル

中心静脈カテーテルは，別にCVC（Central Venous Catheter）とよばれます．また，がん患者等に対し在宅で高カロリー輸液が行われる在宅静脈栄養法は，HPN（Home Parenteral Nutrition）といいます．

が可能です．しかし，合併症にも注意が必要であり，長期間の管理は難しいともいわれています．

d 静脈栄養法の問題点

消化管を用いた生理的栄養法である経口栄養や経腸栄養と比較して，非生理的な静脈栄養法では合併症が起こりやすいとされています．

末梢静脈栄養法では，糖質の投与濃度は10～20％が限度とされています．これは浸透圧等の関係でこれ以上の濃度による糖質の投与は，血管痛等を起こしてしまうからです．そのため1日に必要なエネルギーの確保も難しくなります[6]．

中心静脈栄養法では，末梢静脈栄養法に比べ糖濃度の高い輸液を使用できるという利点がありますが，それゆえに高血糖や肝機能障害等をもたらすことがあります．また，認知症のある場合や理学療法を展開する場面で誤って引き抜かないよう注意が必要です．さらに，心不全の悪化やアシドーシス，ビタミン欠乏（特にB_1）への注意が必要とされています[7]．

褥　瘡

褥瘡とは，**長時間の局所圧迫による阻血性壊死に起因する皮膚潰瘍**をいいます．

急性期の褥瘡では，皮膚の発赤，水疱，びらん等さまざまな病態がみられます．長期臥床や神経障害による自発的体位変換の欠如，感覚障害等で疼痛を感じにくい等の理由により，**体圧の集中する骨突起部（仙骨部等）に好発**しやすくなります．

1 褥瘡を生じやすい局所要因は？

褥瘡を生じやすい局所要因としては，①皮膚の加齢，②圧，③摩擦とずれ，④失禁や湿潤等が挙げられます．

2 褥瘡を生じやすい全身要因は？

褥瘡を生じやすい全身要因としては，①低栄養（コラム⑦），②羸痩（るいそう），③高齢，④麻痺があり身体の自由が利きにくい場合，⑤基礎疾患や薬剤の影響等が挙げられます．

3 褥瘡を生じやすい社会的要因は？

褥瘡を生じやすい社会的要因としては，①介護支援不足，②情報・知識不足等が挙げられます．

また，経済力不足により十分な介護環境が構築できない場合もあります．

4 褥瘡の好発部位は？（図6）

背臥位では，後頭部，肩甲部，肘頭部，仙骨部，踵骨部です．

腹臥位では，耳介部，乳房（女性），性器（男性），膝関節部（前面），足趾部です．

側臥位では，耳介部，肩峰突起部，大転子部，膝関節顆部，踵骨部，外果部，内果部です．

座位・車椅子座位では，肘頭部，坐骨結節部，踵骨部です．

 コラム⑦　栄養状態の指標

血清アルブミン3g/dL以下，血色素11g/dL以下では褥瘡が起こりやすいとされています．また，高齢者では，皮膚の小血管や毛細血管が減少するため，圧迫により血行障害が起こりやすいといわれています[9]．

5 褥瘡を予防するには？

在宅における褥瘡は，第一に予防が重要です．そのためには，①リスクの評価と除圧，②栄養状態の改善，③皮膚の保護がポイントになります．好発部位を含めた十分な観察を行い，皮膚に発赤等がみられた場合には，除圧，ポジショニング，他の職種と連携した早期対応が望まれます（コラム⑧）．

介護者の介護方法や介護能力に問題がみられる場合には，適切な指導や体圧分散マット等の福祉用具の検討等，理学療法士としての専門的な支援が大切です．たとえば，寝衣やシーツ等に皺が寄って皮膚トラブルを起こすことも考えられますし，除圧のためにベッドをギャッジアップする際に膝関節や股関節を屈曲位に固定しないと身体の下方へのずれによる摩擦が生じることもあります（コラム⑨）．ベッド上での寝たきりを防止し離床を促進することは理学療法士の大きな役目であり，褥瘡の予防には有効です．

6 保存的治療

保存的治療としては，全身管理（栄養状態・感染症等に注意する），局所治療があります．

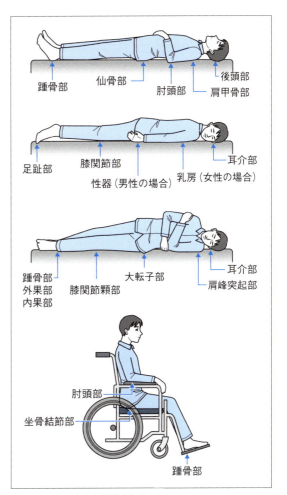

図6　褥瘡の好発部位（姿勢別）

> **コラム⑧　体位変換の頻度**
>
> 圧迫時間と壊死の関係を調査した報告によると，200mmHgの圧迫が2時間以上続くと壊死が生じるとされ[10]，「体位変換は2時間ごとに行う」ことの裏付けとされています．
>
> また，Defloorら[11]の研究では，分散寝具では4時間ごとの体位変換によって褥瘡発生が少なかったと報告しています．
>
> しかし，2時間の体位変換で褥瘡を予防できない場合もあり，近年「圧迫・応力×時間×頻度」が指標として挙げられるようです．褥瘡の原因となる圧の強さと持続時間は，人・状況・環境等によりさまざまなため，ケースに応じた対応が必要です．

コラム⑨　ずれ力の発生を抑えるギャッジアップ操作

　水平臥床の状態から，まず下肢を挙上します．次に体幹・上肢部分となる背もたれ部分を挙上し，身体が下肢方向へずれることを防止します（図7）．

　ベッドアップの角度は，原則30°以内といわれています[12]．また，ケースによってベッドアップ角度が大きくなる場合もありますが，背抜き操作をすることで皮膚と寝具の接触を解除して，剪断力をなくすことも重要です（図8）．

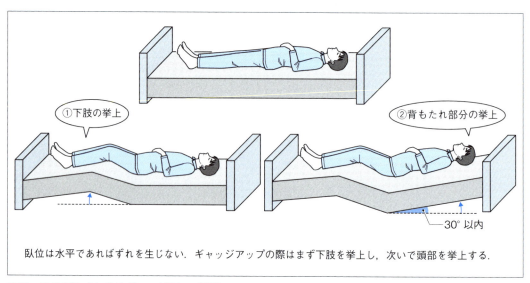

図7　ずれを防ぐためのギャッジアップ操作

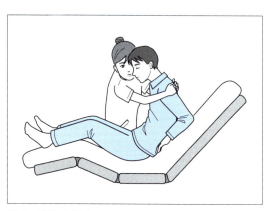

図8　背抜き操作

コラム⑩　褥瘡評価ツール（DESIGN-R®）

褥瘡状態の評価ツールのDESIGNは、2002年日本褥瘡学会が発表しました。2008年DESIGN-R®として公表され、2013年と2020年に改定されました（表3）．2020年改定では、「深部損傷褥瘡（DTI疑い）」と「臨界的定着疑い」が項目として追加されました[14]．

表3　DESIGN-R®2020　褥瘡経過評価用

カルテ番号 患者氏名					月　日	/	/	/	/	/	/
Depth*1 深さ　創内の一番深い部分で評価し、改善に伴い創底が浅くなった場合、これと相応の深さとして評価する											
d	0	皮膚損傷・発赤なし	D	3	皮下組織までの損傷						
				4	皮下組織を超える損傷						
	1	持続する発赤		5	関節腔、体腔に至る損傷						
				DTI	深部損傷褥瘡（DTI）疑い*2						
	2	真皮までの損傷		U	壊死組織で覆われ深さの判定が不能						
Exudate 滲出液											
e	0	なし	E	6	多量：1日2回以上のドレッシング交換を要する						
	1	少量：毎日のドレッシング交換を要しない									
	3	中等量：1日1回のドレッシング交換を要する									
Size 大きさ　皮膚損傷範囲を測定：[長径（cm）×短径*3（cm）]*4											
s	0	皮膚損傷なし	S	15	100以上						
	3	4未満									
	6	4以上　16未満									
	8	16以上　36未満									
	9	36以上　64未満									
	12	64以上　100未満									
Inflammation/Infection 炎症/感染											
i	0	局所の炎症徴候なし	I	3C*5	臨界的定着疑い（創面にぬめりがあり、滲出液が多い．肉芽があれば、浮腫性で脆弱など）						
				3*5	局所の明らかな感染徴候あり（炎症徴候、膿、悪臭など）						
	1	局所の炎症徴候あり（創周囲の発赤・腫脹・熱感・疼痛）		9	全身的影響あり（発熱など）						
Granulation 肉芽組織											
g	0	創が治癒した場合、創の浅い場合、深部損傷褥瘡（DTI）疑いの場合	G	4	良性肉芽が創面の10%以上50%未満を占める						
	1	良性肉芽が創面の90%以上を占める		5	良性肉芽が創面の10%未満を占める						
	3	良性肉芽が創面の50%以上90%未満を占める		6	良性肉芽が全く形成されていない						
Necrotic tissue 壊死組織　混在している場合は全体的に多い病態をもって評価する											
n	0	壊死組織なし	N	3	柔らかい壊死組織あり						
				6	硬く厚い密着した壊死組織あり						
Pocket ポケット　毎回同じ体位で、ポケット全周（潰瘍面も含め）[長径（cm）×短径（cm）]*3 から潰瘍の大きさを差し引いたもの											
p	0	ポケットなし	P	6	4未満						
				9	4以上16未満						
				12	16以上36未満						
				24	36以上						
部位 [仙骨部、坐骨部、大転子部、踵骨部、その他（　　　　　　　）]					合計*1						

*1　深さ（Depth：d, D）の得点は合計には加えない
*2　深部損傷褥瘡（DTI）疑いは、視診・触診、補助データ（発生経緯、血液検査、画像診断等）から判断する
*3　"短径"とは"長径と直交する最大径"である
*4　持続する発赤の場合も皮膚損傷に準じて評価する
*5　「3C」あるいは「3」のいずれかを記載する．いずれの場合も点数は3点とする

©日本褥瘡学会
https://www.jspu.org/medical/design-r/docs/design-r2020.pdf

D 感染予防

感染症は，①感染源，②感染経路，③宿主の3条件が揃うことで成立します．

病原体の感染経路は，主に「接触感染」「飛沫感染」「空気感染」の3種類があります[15]．

1 接触感染とは？

接触感染には，直接接触感染と間接接触感染とがあります．病原菌に汚染された食品や汚物，便座，ドアノブ，手すり，押しボタン等に触れた手を介して伝播します．感染部位や保菌部位から排泄物や滲出液を含めて，従事者の手を介して接触問題を生じさせないことが大切で，接触予防策が重要です．

2 飛沫感染とは？

飛沫感染は，咳やくしゃみ，会話のときに出される粒子から感染します．この粒子は，直系5μmより大きい粒子で，1～2m飛ぶとされています．インフルエンザ等の対応では，従事者は患者との半径2m以内に入る場合は飛沫予防策が重要です．

3 空気感染とは？

空気感染は，飛沫の水分が蒸発してできる粒子に付着して感染性をもったまま長時間空中に浮遊する粒子を吸引することで感染します．この粒子は直径5μm以下で，空気感染に伝播する感染症には結核，麻疹，水痘（帯状疱疹）があります．これらの診断がつけば空気感染隔離室で隔離されます．従事者にはN95マスクを含めた空気感染予防策が重要です（飛沫感染とは区別します）．

4 新型コロナウイルスの感染経路は？

新型コロナウイルスの主要な感染経路は，①口，鼻，目の粘膜への飛沫の付着（飛沫感染），②微小飛沫あるいはエアロゾルの吸入（エアロゾル感染），③ウイルスが付着した手指による粘膜への接触（接触感染）で，従事者は，接触感染，飛沫感染，空気感染の予防策が重要です[16]．

5 湿性生体物質とは？

人の「血液」「汗以外の体液・分泌物・排泄物（唾液・鼻汁・喀痰・尿・便・腹水・胸水・涙・母乳等）」「創部のある皮膚」「粘膜」は感染性がある（病原体がいる）かもしれないものとして扱います[15]．

日常の業務の中で湿性生体物質（血液・体液・分泌物・排泄物等）に接触または接触が予想される場合は以下の対応をします．

- 手指が汚染される，または汚染させる可能性がある場合は，手袋を装着
- 口，鼻，目の粘膜が汚染，または汚染される可能性がある場合は，サージカルマスクを装着
- 眼の粘膜が汚染，または汚染される可能性がある場合は，ゴーグルまたはフェイスシールドを装着
- 衣類が汚染，または汚染される可能性がある場合は，ガウンまたはエプロンを装着

6 標準予防策

標準予防策の主な項目として，「手指衛生」と「個人防護具」の使用方法（手袋・ガウン・サージカルマスク，ゴーグル）を中心に解説します[16～18]．

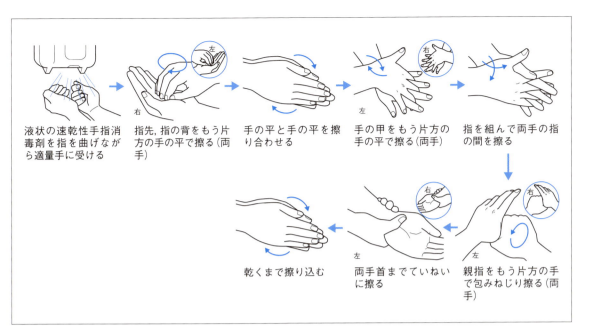

図9 擦式アルコール製剤での手指衛生 （土浦協同病院, 文献19）

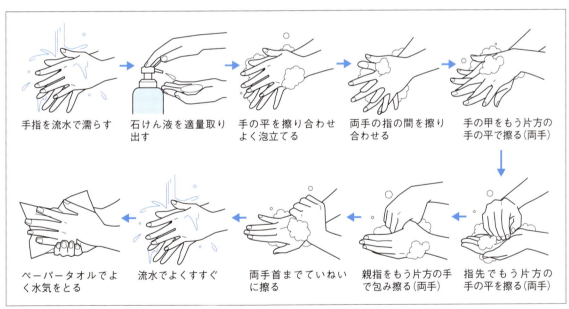

図10 感染予防のための手洗い方法 （土浦協同病院, 文献19）

a 手指衛生

擦式アルコール製剤での手指衛生は，第一選択として推奨されています．これは，手洗いよりも除菌効果が高く，保護剤による手荒れ予防に効果的で，手指衛生にかかる時間が短時間で済むからです．手指衛生のタイミングは，対象者への接触前後，処置前後，ベッド柵・リネン・モニター類への接触後です．手指が目に見えて汚染されている場合と血液，体液等で汚染されている場合は，抗菌性石けん（消毒液）と流水，または非抗菌性石けん（消毒液）と流水で手指衛生を行います（図9, 10）．

b 個人防護具（PPE：personal protective equipment）

個人防護具には，手袋，マスク（サージカルマスク・N95マスク等），ガウン・エプロン，ゴーグル・フェイスシールド，シューズカバー等があります（図11〜15）．

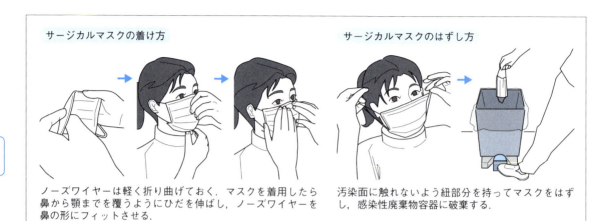

図11 サージカルマスクの着脱方法

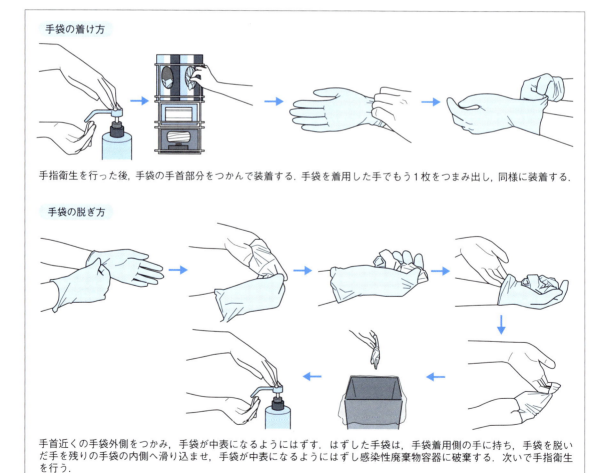

図12 手袋の着脱方法

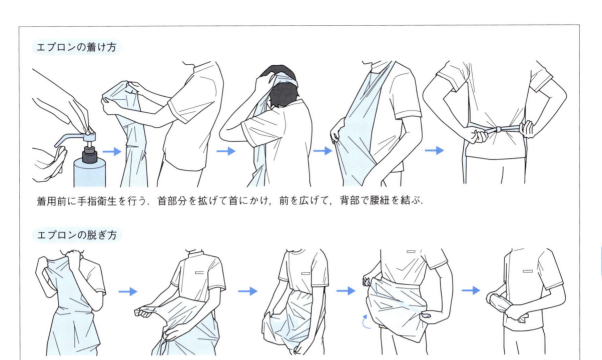

図13 ビニールエプロン（ガウン）の着脱方法

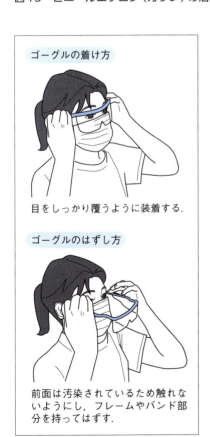

図14 ゴーグル，フェイスシールドの着脱方法

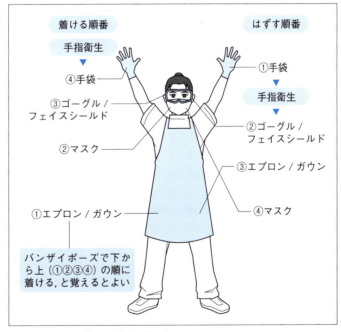

図15 個人防護具の着脱の順番
（インフェクションコントロール編集室，2014，文献16）

できるだけ清潔に着用し，汚染を広げないように脱ぐには，着脱の順番を守ることが大切である．感染経路別予防策において病原体からの汚染防止のためには，個人防護具は病室に入室する前に着用する．病室を退室する前にドアの手前で個人防護具をはずすが，N95マスクだけは必ず病室外ではずす．

7 蓄尿バッグの管理

ランニングチューブや蓄尿バッグを適切に管理することで，スムースな尿流を確保します．また，排出口からの逆流性感染を防止します[16, 17]．

ⓐ ランニングチューブのねじれ・たるみの防止

ランニングチューブは，ねじれやたるみにより尿が停滞しないように，付属のクリップ等を使用してシーツ等に固定されています．

ⓑ 蓄尿バッグの管理

蓄尿バッグは，床からの汚染を避けるために，床につかない高さに固定します．さらに，尿流を確保するため，蓄尿バッグはつねに患者の膀胱より低い位置に設置します(図16)．車椅子座位，起立時にも患者の膀胱の位置より低い位置に設置します．

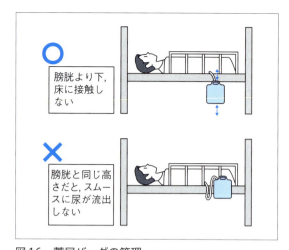

図16 蓄尿バッグの管理
（インフェクションコントロール編集室，2014，文献16）

Ⅱ. 健康状態の評価とリスク管理

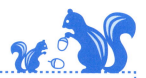

はじめに

人が健康に生きていくためには，しっかり休息し，しっかり食べ，しっかり動き，きちんと排泄が起こるというリズムが重要です．この良好な過程が1つでも崩れてしまうと，健康状態に悪影響を及ぼすことが考えられます．

理学療法の目的の1つに健康状態の改善があります．また，安全に介入を行うという観点からもリスク管理は重要です．ここでは，これらについて学んでいきます．

1 生活リズムの評価

生活リズムを調整する支援も，ときには理学療法に期待されることの1つです．規則正しい生活リズムが健康につながることを念頭に置きましょう．

ⓐ 睡 眠

人間の理想的な睡眠時間は，1日7〜8時間です．睡眠の目的は，心身の休息，記憶の再構成等で，これは高次脳機能にも関与します．また，下垂体前葉から2〜3時間の間隔で成長ホルモンが分泌されます．子どもの成長，創傷治癒，肌の新陳代謝は，特に睡眠時に促されます．

その他にも，免疫力の向上，ストレスの除去効果等が期待されます．入浴が困難な高齢者の場合は，体のかゆみを訴えることも多く，睡眠障害につながることがあります．さらに，まだ解明されていないことも多くあります．

ⓑ 食 事

食事は，人間が生命を維持し，活動し，成長するために必要な栄養素を摂る行為です．1日3食の習慣が一般的です．食欲がない場合は，便秘または排便の有無も重要な確認事項となります．

ⓒ 排 便

食事によって摂取した食物は，12〜72時間かけて消化され，便として排泄されます．日本内科学会では，便秘は，「3日以上排便がない状態，または毎日排便があっても残便がある状態」と定義しています．

昼夜逆転や不眠等で生活リズムが乱れ交感神経が優位になると，腸の運動が抑制され便秘になりやすくなります．また，過度な脱水により生じることもあります．便秘の自覚症状として，腹痛，吐き気，直腸残便感，腹部膨満感，下腹部痛，食欲不振，めまい等がみられます（**コラム⑪**）．

ⓓ 離床，運動

健康な生活を継続するには，ベッドから離れる離床と運動が大切であり，**最低3時間**の離床が目安となります．運動は，無理せず継続することが重要です．

2 バイタルサインの評価

身体の生理的変化を把握するうえで重要な，**呼吸，循環（脈拍，血圧），体温，意識レベル等の生命徴候**をバイタルサインとよびます（**コラム⑫**）．

コラム⑪　腸閉塞（イレウス）

　いろいろな原因によって腸管内容の運行が途絶され，腸管内容が肛門方向に運ばれていかない病態を指す1つの症候群です．

　臨床的には，機械的イレウス，機能的イレウスに大別され，さらに細分化されています．

　症状としては，腹痛，嘔吐，ガスおよび大便の排出停止，腹部膨満等の腹部症状と，さらに重篤な全身症状が起こり急激に経過します．各イレウスによって治療は異なりますが，絶食，補液，経鼻胃管による腸内容の持続吸引，イレウス管による閉塞部の拡張，手術適応の場合等もあり，重篤化する場合もあります．

　術後イレウスの予防には，歩行等の活動を促し，腸の蠕動運動を促進させることも大切だといわれます．寝たきりになるとこれらの働きが低下するため，イレウスを発症する場合も考えられます．

　イレウス管は，透視下もしくは内視鏡を使用して挿入するので，抜去した際の再挿入は大きな負担を与えてしまいます．イレウス管挿入下で介入する場合，抜去の予防には十分気をつけましょう[20]．

コラム⑫　バイタルサイン

　バイタルサインは，Vital（生命の）sign（徴候）を意味しており，呼吸，血圧，脈拍，体温の4つの生体情報を示します．救急医学領域では，意識レベルを含めた5項目として扱われています．

　在宅理学療法の対象者は，障害者や高齢者が多く，バイタルサインが不安定な場合も多いため，バイタルサインをチェックすることは安全に理学療法を行うという点からも重要です．

a 呼吸数

　正常呼吸数は，年齢によっても異なり，成人で15～20回/分，新生児では40～60回/分です．また，体位，精神状態等さまざまな要因によって変化します．

　特殊な呼吸としては，チェーン・ストークス呼吸，過喚気状態，起座呼吸，下顎呼吸等があります．特にチェーン・ストークス呼吸は生命に危険がある状態です．これらはすべて特徴のある呼吸ですので，それぞれの原因や特徴を覚えておく必要があります．

b 血圧

　血液は心臓ポンプ作用により体内に送られます．その血液の圧力が動脈壁に及ぼす力を血圧といいます．

　血圧は，心拍出量と総末梢血管抵抗の積により決定されます．また，心拍動に伴って変動し，心収縮期に最も高い値（最大血圧，収縮期血圧），心拡張期に最も低い値（最小血圧，拡張期血圧）となります．正常値は，一概に定めにくく，WHOでは安静時血圧が140/90mmHg未満，米国合同委員会では，130/85mmHg未満とされています．

c 脈拍（心拍数）

　脈拍（Pulse）は，左心室が収縮する際に，大動脈に送り込まれる血液の圧波が全身に分岐した動脈内に波動的に伝わり，表在する末梢動脈で触知されるものです．

　脈拍の性状は1分間の脈拍数とリズム，そして緊張度で表現されます．

　正常値は，50～60回/分で，50回以下を除脈（bradycardia），100回以上を頻脈（tachycardia）とよびます．

　第2・3・4指の指尖を橈骨動脈にあて，拍動の強さからおおよその血圧の指標をとらえることができます．通常測定は15秒間行い，4倍して1分間の脈拍数を求めます．不整脈が予想される場合には，不整の有無や回数を確認するために1分間以上の測定が重要です．

d 体 温

　人間は，皮膚の血管の拡張や発汗等によって身体の表面から放熱を増やしたり，一方で，皮膚の血管の収縮やふるえ等によって放熱を減らしたりして，体温を一定に保っています．

　体温とは身体の内部の温度（核心温度）をいいますが，この温度に近い値として，腋窩温，口腔温，直腸温が用いられます．基準となる体温は，36.0～37.0℃です．生理的な影響や個人差もあるので，平熱の情報を得ることが重要です．

　体温は，睡眠中が最低で，夕刻前に最高となる，概日リズムを示します．また，新生児は体温が高く，高齢者は皮膚の熱の伝導度が低いために低い値を示す傾向にあります．

3 運動を開始するうえでのリスク管理の基準は？

　リハビリテーションの中止基準には，**アンダーソン・土肥の基準**（表4）等があります．

　ケースによって症状や投薬管理状況等が異なり，一概にすべてのケースにあてはまるものではありませんので，医師とよく相談して決めるとよ

り安全です．1つの指標として覚えておくとよいでしょう．

4 注意すべきリスク①　起立性低血圧

　起立を契機に静脈環流が減少し，心拍出量が減少するために血圧が低下する病態です．

　正常な場合，起立時には圧受容体反射が作動して交感神経活性が増加し，末梢血管抵抗および心拍出量が増大され，血圧が維持されます．

　起立性低血圧は，自律神経疾患，心疾患，筋疾患，血管障害，循環血液量の減少等の病態でみられます．また，これらの循環調節系の異常を伴いやすい高齢者は，起立性低血圧をきたしやすく，リスク管理が必要です．

　さらに，長い間寝たきりになると，重力の影響から解放されるため，体液は下半身から上半身へと移動します．すると生体は体液が過剰にあると判断し，利尿を促し，軽い脱水状態が生じます．そして，体を起こした際に起立性低血圧をきたしやすくなります．

● 対　策
- バイタルサインを確認する（特に血圧）
- ベッドアップから徐々に離床を進める（下肢が急激に低くならないように長座位から座位，そして立位へ促す）
- 血圧が低い場合は，弾性包帯による下肢圧迫や腹部圧迫を行う
- 静脈環流を促すため，下肢の自動運動を促す
- 改善については状態に合わせた日数が必要

5 注意すべきリスク②　高齢者の気管支炎・肺炎

　高齢者の気管支炎・肺炎には，①嚥下障害や慢性閉塞性肺疾患を起こしやすいこと，②発熱や咳嗽等，自覚症状が軽いわりに重篤化しやすいこと，③抗菌薬の用量設定にも注意が必要であること，④病態の回復が遅く遷延化しやすいこと，⑤数日の臥床でもADLの低下を招く等，大きな問題があります．

表4　アンダーソン・土肥の基準

1. 運動を行わないほうがよい場合
① 安静時脈拍120/分以上
② 拡張期血圧120mmHg以上
③ 収縮期血圧200mmHg以上
④ 動作時しばしば狭心痛を生じる
⑤ 心筋梗塞発作後1か月以内
⑥ うっ血性心不全の所見が明らかなもの
⑦ 心房細動以外の著しい不整脈
⑧ 安静時すでに動悸，息切れのあるもの
2. 途中で運動療法を中止する場合
① 運動中，中等度の呼吸困難が出現した場合
② 運動中，めまい，嘔気，狭心痛が出現した場合
③ 運動中，脈拍が140/分以上になった場合
④ 運動中，1分間10個以上の不整脈が出現した場合
⑤ 運動中，収縮期血圧40mmHg以上，または拡張期血圧20mmHg以上上昇した場合
3. 途中で運動療法を休ませて様子をみる場合
① 脈拍数が運動前の30％以上上昇した場合
② 脈拍数が120/分を超えた場合
③ 1分間10個以下の不整脈が出現した場合
④ 軽い息切れ，動悸が出現した場合

- 肺炎は，日本人の4番目に多い死亡原因である
- 肺炎による死亡の約90％以上は65歳以上の高齢者である
- 慢性閉塞性肺疾患（COPD），間質性肺炎等の基礎疾患と関係が深い
- 加齢に伴う免疫力低下を誘因とする肺炎（日和見感染症）もある
- 嚥下機能や咳反射等の神経系の機能低下に基づく誤嚥性肺炎が増加している（コラム⑬）
- 栄養不良も関与している

6 注意すべきリスク③ 逆流性食道炎

逆流性食道炎は，胃酸が逆流することで起こる食道の炎症です．

原因としては，脂肪の多い食事や高齢であること，加齢による円背，肥満が挙げられます．よくみられる症状としては，胸やけが多く，胃もたれを訴えることもあります．また，胸やのどの痛みとして現れることもあります．その他，食道への刺激が咳を起こしたり，耳の痛みに誤知覚されたりすることもあります．

7 注意すべきリスク④ 脱水（高齢者）

●原　因
- 加齢に伴う身体機能の低下
- 自分で食事や水分摂取ができない状態・環境
- 体液量と水分貯蔵場所の減少
- 腎機能の低下
- 口渇感の反応性低下
- 利尿薬や下剤を常用している，等

予防としては，こまめな飲水，食事による水分量の確保が大切です．また，体内に水分が吸収されるまで20～30分かかることや，電解質不足にも配慮する必要があります．

特に在宅で排泄の介護を受ける高齢者等は，介護者への気兼ね等から水分摂取を制限することもありますので注意が必要です．

8 注意すべきリスク⑤ 低酸素血症

低酸素血症とは，動脈血中の酸素が不足した状態です．

●原　因
- 呼吸中枢障害　　・神経筋障害
- 慢性閉塞性肺疾患，等

●症　状
- チアノーゼ　　　・手足の冷感
- 不整脈（頻脈）　・呼吸困難
- 言語障害　　　　・意識障害
- 視力障害，等

高齢者は，肺機能が正常であっても尿路感染症や発熱等により，時間あたりの酸素供給量が低下することがあります．このため原疾患の治療に加え，酸素投与は即効性があるとされます．

肺炎による脱水症や低酸素血症のため，せん妄や意識障害が起こり，認知症と誤認されることも多くみられます．低酸素血症があっても発熱や呼吸困難が伴わないことも多いため，知識をもって総合的な確認を行うことが必要です．

「食欲が落ちた」「口数が極端に減った」「元気がなくなった」といった家族からの他覚的変化の訴えで，低酸素血症が発見される場合もあります．

コラム⑬　誤嚥性肺炎

口腔内の唾液には，嫌気性菌を含めると1mLあたり約1億個の細菌が含まれているといわれています．高齢者は，気管・気管支の繊毛運動の低下，咳嗽反射等の低下も相まって，誤嚥性肺炎が発症しやすくなります．

食事中のむせながらの誤嚥や，寝ている間に唾液と一緒に口内細菌を飲み込んでしまう誤嚥を不顕性誤嚥といいます．

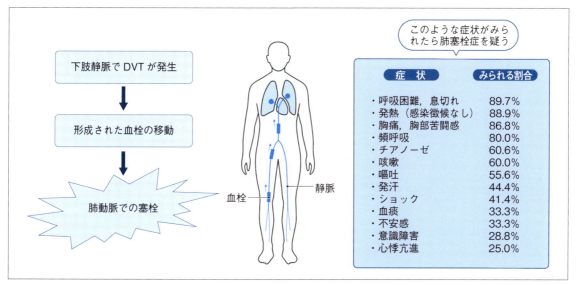

図17 肺塞栓症とその他の症状　　　　　　　　　　　　　　（清水・他，2005，文献21，石井・他，2007，文献22より）

9　注意すべきリスク⑥　薬　剤

　高齢になると，いくつかの疾病が合併していることが多くなります．

　睡眠薬，抗不安薬，抗精神病薬，抗うつ薬，降圧薬，排尿障害治療薬，抗悪性腫瘍薬，糖尿病治療薬の中には，**副作用**として，**ふらつき**，**せん妄**，しびれ，**めまい**，**低血糖**，**低血圧**，視力障害の症状を呈するものがあります．

　現在服用している薬の量，効用，副作用，効果時間，薬による血圧のコントロール値等を常にチェックすることが大切です．また，これら**副作用に伴う転倒**にも十分な理解が必要となります．

　どのような薬剤にどのような副作用があるかという知識は，理学療法を行う際のリスク管理としても重要です．

10　注意すべきリスク⑦　深部静脈血栓症（DVT）

　飛行機内等で，長時間同じ姿勢をとり続けることによって発症する「エコノミークラス症候群」という言葉を耳にしたことがありませんか．これが深部静脈血栓症（DVT：Deep Vein Thrombosis）です（図17）．DVTは，下肢や上腕，その他の静脈（大静脈等）に血栓（血の塊）が生じて起こります．その原因は，脱水，感染，長時間の座位，長期臥床，手術等による血流鬱帯等です（4章コラム①）．

　下肢で静脈血栓が認められる部位の周辺には腫脹がみられます．また，この血栓がはがれて肺や脳へ血流とともに運ばれると重篤な症状となることがあります．肺でつまる場合を肺塞栓症（PE：Pulmonary Embolism）または肺血栓塞栓症（PTE：Pulmonary Throboembolism）とよびます．同じ姿勢を余儀なくされている場合は，運動開始時に血栓がはがれて肺塞栓症となることもあるため，急激な動きに注意する必要があります．

　治療や予防もいくつか報告があります．視診の結果や症状に注意することが重要です．

●危険因子
・人工膝関節置換術　　・人工股関節置換術
・肥満　　　　　　　　・高齢

●急性症状
・患肢の腫脹　　・血栓発生部位の疼痛
・表在静脈の怒張
・Homans徴候（膝を曲げた状態で足首を背屈させると腓腹筋に疼痛を感じる）

　急性肺塞栓症の95％以上が下肢のDVTです．起立性低血圧の症状だろうと安易に片付けてはいけません．パルスオキシメーター（**4章コラム③**）

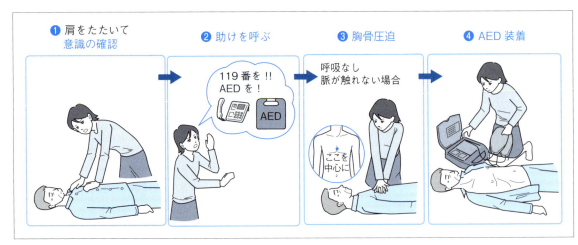

図18 救命の手順

でSpO$_2$の低下が認められ，呼吸困難と胸痛等がある場合はかなり疑わしい症状です．術後では，初めての体位変換，離床時，トイレ動作時，リハビリテーション開始時に多いのも特徴です．

11 心肺蘇生（CPR）

American Heart Association（AHA）の2010年の改定では，一次救命処置として，相手の反応がない場合は，119番と自動体外式除細動器（AED：Automated External Defibrillator）（コラム⑭）の準備を促し，正常な呼吸がなければ心肺蘇生（CPR：Cardiopulmonary Resuscitation）として胸骨圧迫をすぐに開始します．胸骨圧迫の深さは約5 cm以上，速さは1分間に100〜120回のリズムで実施します．AEDが到着すれば装着し音声ガイドに従います．AEDの環境がない状態では救急隊の到着まで胸骨圧迫を続けます（図18）．

人工呼吸等の詳細は，専門書に委ねます．在宅理学療法を行う際には専門家として理学療法士が一人で現場にいることも多く，対象者の急変時を想定し，医師と対処方法を事前に決めておく必要があります．

> **コラム⑭**
> **自動体外式除細動器（AED）**
>
> 自動体外式除細動器（AED）は，心臓がけいれんし血液を流すポンプ機能を失った状態（心室細動）になったときに，電気ショックを与え，正常なリズムに戻すための医療機器です（図19）．
>
>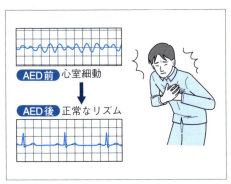
>
> 図19 AEDによる電気ショック前後の心電図波形

Ⅲ. 住環境の整備

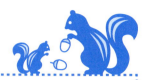

> **はじめに**
>
> 　人が安心して生活を送るためには，生活行為の基盤となり，拠点となる住居はとても大切です．加齢や疾病により，健常時と身体機能に相違が生じた場合，住まいやそれまで生活していた空間に問題を生じることはよくあります．
> 　ここでは，住環境とは何であるかを考えるとともに，住環境を整備するポイントを説明します．

1 「住宅」と「住まい」の違いは？

　住宅は，たとえば「家」等の形態的な側面を示します．一方，住まいは心理的な要素も含み，安全かつ安心して生活ができる「場所」を指します．私たちは「住宅改修」という言葉を使いますが，この場合には，「住まい」の観点から考える必要があるでしょう．

　住まいには，そこに暮らす人のさまざまな生活行為が密接に関係します．たとえば，主婦であれば家事という生活行為が営まれます．生活には人それぞれにさまざまなライフスタイルがあり，それは時間とともに変化します．

　また，住まいは気候や地域性，文化といったものにも影響を受け，その形態もさまざまであるという特徴があります．私たちが住環境の整備を考える際には，このように「住まい」の視点から考えることが必要です．

2 住まいに必要とされる条件は？

　各住宅メーカーのパンフレットやホームページを閲覧すると，セールスポイントがキャッチコピーとして表示されています．主なものとして，バリアフリーへの配慮，ユニバーサルデザインに基づくプランニング，家庭の状況や身体機能の変化に対応できる可変型設計，健康へのこだわり，加齢対策等があります（コラム⑮）．

　住まいは生活行為を行うための場所ですから，事故や危険の心配がないように「安全性」に配慮されていなくてはなりません（コラム⑯）．また心理的な側面を考えると「快適性」も求められます．

　ライフスタイルが時間とともに変化することを考えた場合，将来的に改修が可能な「融通性」も必要でしょう．特定の人が生活行為を行うわけではなく，たとえば家族という単位で生活行為が行われるということを考えれば，誰もが使いやすいと感じる「利便性」も重要です．

　「快適性」にも共通するかもしれませんが，生活行為の中心となり，長期にわたって生活行為が繰り返されることを考えれば「保健性」も確保されなくてはなりません．

3 住環境はどのように評価するの？

　どんなに優れた住居でも，心身機能に障害をきたした場合，その住居環境に適応できなくなる場合があります．

　そこで，住環境の整備が必要となってきます．しかし，いきなり整備に取りかかるのではなく，まずは下準備として住環境の評価が必要になります．

コラム⑮　バリアフリーデザイン・ユニバーサルデザイン・アクセシブルデザイン

・バリアフリーデザイン

バリアフリーには障害のある人が社会生活をしていくうえで障壁（バリア）となるものを除去するという意味があります．バリアには物理的なものだけでなく，心理的なものもあります．バリアフリーデザインはバリアとなるものを除去し，生活しやすいよう設計されたデザインを指します．バリアフリーはさまざまなバリアを取り除くことによって健常者との生活上の差別をなくしていく考え方で，障害者と健常者という対峙関係がそこには生じています．

・ユニバーサルデザイン

ユニバーサルデザインは，ロナルド・メイスによって提唱されました．年齢・能力・文化・言語等さまざまな状態にかかわりなくすべての人にとって製品や建築環境すべてが，美しく，できるだけ広い領域で利用しやすいものであるように設計されたデザインです．①公平な利用，②利用における柔軟性，③単純で直感的な利用，④わかりやすい情報，⑤間違いに対する寛大さ，⑥身体的な負担は少なく，⑦接近や利用に際する大きさと広さ，の7原則があります．すべての人に使いやすいデザインであれば，障害者にも使いやすいという考え方で商品を開発するため，もともとのデザイン自体が障害・障壁を感じさせないものになっています．

・アクセシブルデザイン

ユニバーサルデザインに含まれる概念で「製品やサービス等の一般的な設計プロセスを高齢者や障害者のニーズに配慮して拡張し，利用可能な人の範囲を拡大することを目指した設計思想に基づいたデザイン」とされます．日本の共用品（身体的特性や障害にかかわりなく，より多くの人々がともに利用しやすい製品，施設，サービス）のような意味合いになります．

その他に，レディメイド（出来合いの品・既製品）デザインや，テーラーメイド・オーダーメイド・カスタムメイドデザイン等，自由に注文できるデザインがあります．

 コラム⑯　なぜ起こる？家庭内事故死

厚生労働省によると，家庭内における主な不慮の事故の死亡数は2022年では溺死が最も多く，次いで窒息，転倒・転落，火災，中毒となっています．

家庭内事故死は年間1万5千人以上に及び，交通事故による死亡数の約4.4倍となっています．また，家庭内事故死において65歳以上の高齢者の割合が9割近くを占めているのも特徴です．なぜ安全である家庭内で事故死が起きるのでしょうか？考えてみてください．

住環境の評価については，前述した住まいに必要とされる条件を考慮することはもちろん，以下のようなポイントが必要になります．

a 生活行為の場所・部屋・時間帯に考慮する

よくみられるのが，生活行為を行う空間（生活空間）をホテルの客室のようにまとめてしまうというやり方です．一見，効率的ではありますが，寝室・居間・ダイニング・トイレ・浴室等，機能分化が進んだ現代の住宅状況を考えると，生活空間を制限してしまうのは非人道的な考え方ではないでしょうか．

また，そのような生活空間の広がりを考えると，動線を確保することが大切です．動線は，必ずしも住宅内だけに限らず，社会参加等を考慮して住宅外についても考える必要があるでしょう．

b 改修は必要か

改修には費用がかかります．ベッドや家具の位置を変えることによって，移動や移乗のための十

表5 介護保険による住宅改修費の支給対象となる住宅改修の種別

種類	内容
① 手すりの取り付け	廊下，トイレ，浴室，玄関，玄関から道路までの通路等に転倒予防もしくは移動または移乗動作に資することを目的として設置するもの．
② 段差の解消	居室，廊下，トイレ，浴室，玄関等の各室間の床の段差および玄関から道路までの通路等の段差を解消するための住宅改修． 具体的には敷居を低くする工事，スロープを設置する工事，浴室の床のかさ上げ等．
③ 滑りの防止および移動の円滑化等のための床または通路面の材料の変更	居室においては畳敷きから板製床材やビニル系床材等への変更，浴室においては床材の滑りにくいものへの変更，通路面においては滑りにくい舗装材への変更等．
④ 引き戸等への扉の取り替え	開き戸を引き戸，折り戸，アコーディオンカーテン等に取り替えるといった扉全体の取り替えの他，ドアノブの変更，戸車の設置等．ただし，自動ドアとした場合には，動力部分の設置はこれには含まれず，動力部分の費用相当額は保険給付対象外．
⑤ 洋式便器等への便器の取り替え	和式便器を洋式便器に取り替える場合等．和式便器から暖房便座，洗浄機能が付加されている洋式便器への取り替えは含まれるが，既に洋式便器である場合のこれらの機能等への付加は含まれない．さらに，非水洗和式便器から水洗洋式便器または簡易水洗洋式便器に取り替える場合は，水洗化または簡易水洗化の部分は含まれず，その費用相当額は保険給付対象外．
⑥ その他①〜⑤の住宅改修に付帯して必要となる住宅改修	①手すりの取り付けのための壁の下地補強等．②浴室の床段差解消（浴室の床のかさ上げ）に伴う給排水設備工事等．③床材の変更のための下地の補強や根太の補強又は通路面の材料の変更のための路盤の整備等．④扉の取り替えに壁または柱の改修工事等．⑤便器の取り替えに伴う給排水工事（水洗化または簡易水洗化に係るものを除く），便器の取替えに伴う床材の変更等．

（厚生労働省，文献23より）

分なスペースが確保できる場合もあります．そこで，まず模様替え，次いで福祉用具の活用や住宅の改修等といった手順で考えてみることが必要です．

ⓒ 改修は促進因子として作用しているか

住環境はまさしく環境因子です．環境因子が生活機能（心身機能や活動や参加レベル）に対してプラスに影響する場合を促進因子とよびます．逆にマイナスに働く場合を阻害因子とよびます．

このときに重要なのは，対象者には促進因子として働いても，他の家族にとっては阻害因子として作用してしまう場合があることです．利用者は誰なのかを考え，すべての利用者が生活行為を行いやすい環境を考えることが大切です．

ⓓ 第三者の視点からの評価

「用心のために，ここもかしこも」というように，時として本人あるいは家族からのニーズは過大なものとなります．本当に必要な箇所はどこなのか，またどのような改修・工夫が効果的なのかを評価する専門家としての視点が必要になります．

4 福祉制度はどのように利用できるの？

福祉制度には改修の費用を一部負担してくれる制度があり，代表的なものとしては介護保険による住宅改修制度があります．また，自治体によっては上乗せ助成等の制度もありますので，ある程度の知識をもっていることは大切です．

ここでは介護保険による住宅改修制度について説明します．

ⓐ 住宅改修制度の対象工事
●対象
① 手すりの取り付け
② 段差の解消
③ 滑りの防止および移動の円滑化等のための床または通路面の材料の変更
④ 引き戸等への扉の取り替え
⑤ 洋式便器への取り替え

および①〜⑤までの住宅改修に付帯して必要となるその他の工事です．

具体的な内容については表5を参照してください．

コラム⑰　なぜ上限が20万円なのか？

「住宅改修費の支給対象となる住宅改修は，被保険者の資産形成につながらないよう，また住宅改修について制約を受ける賃貸住宅等に居住する高齢者との均衡等も考慮して，手すりの取り付け，床段差の解消等比較的小規模なものとしたところであり，これらに通常要する費用を勘案して，基準額告示において，居宅介護住宅改修費支給限度基準額及び介護予防住宅改修費支給限度基準額を20万円としたところである」とされます（厚生労働省）．

b 住宅改修制度の補助対象者

補助の対象者は介護保険の被保険者で，要支援または要介護認定を受けた人になります．

c 補助の金額

支給限度基準額は20万円です（コラム⑰）．介護保険は1割負担のため最大18万円が保険給付（補助）されます．自治体によっては独自で上乗せ助成を実施しているところもあります．

d 申請の手続き（流れ）

① 相談と検討・確認

まずは担当のケアマネジャーや自治体の担当窓口へ，改修の希望部分が介護保険給付の対象となるかを相談します．

② 事前申請

改修に着工する前には，以下の書類の作成，提出が必要です．
・介護保険居宅介護（介護予防）住宅改修費支給申請書
・住宅改修が必要な理由書
・図面
・改修前の写真
・工事の内訳が詳しくわかる書類等

これらの書類を理学療法士が作成することはありませんが，改修が必要な理由や改修案については十分アドバイスが可能であり，専門性を発揮できる部分です．

③ 工事着工

工事着工前に自治体より「介護保険住宅改修における事前確認通知書」が送付されます．事前確認通知書が手元に届いた後に工事が開始されますが，もし入院中の患者が対象であれば退院までに間に合わせる必要があります．

また，すべての方の住まいが所有物件とは限りませんが，家という財産を改修するという点からも失敗はあまり歓迎されません．それゆえ施工業者との入念な打ち合わせが大切となります．

④ 工事完了・支払い

工事が完了すると基本的には施工業者に全額支払う必要があります．制度上は償還払いとなっています．

⑤ 支給申請

担当窓口に対し，住宅改修完成後の状態を確認できる写真と住宅改修に要した費用にかかる領収書を提出します．

⑥ 支　給

支給決定後に住宅改修費が支給されます．

5　住宅改修の実際

住宅改修は英語ではhouse adaptationと表記されます．「home」と「house」の違いは，「home」が生まれ故郷等の意味をもち，より精神的なものを含む"家庭や住まい"であるのに対し，「house」は建物としての意味合いの強い"家"となります．

したがって住宅改修を行う際の評価は，家庭や住まいといった視点を大切にし，改修の段階では家という財産に手をつけるという心構えをもつ必要があります．

a 住宅改修のメリット

住宅または住環境が改修・整備されることによって，それ自体が促進因子として作用する必要があることは先にも述べました．

ここでは，促進因子としてどのような効果が期待できるのかを考えてみましょう．

① 本人の精神面への作用

　住環境が改善されることにより，歩行や排泄等の生活行為が自立できる可能性があります．自分自身でできることが増えることは自信の回復にもつながります．生活全般への意欲の増大は精神的にもプラスに作用します．

② 家族の負担の軽減

　介護をする家族にとって，本人が自分自身でできることが増えるということは，介護負担が軽減するということです．場合によっては介護から解放される場合もあります．本人の精神面にプラスに作用するばかりでなく，介護をする家族の精神面にもプラスに作用することが期待できます．介護から解放された時間を有効に利用して，外出したり，休息の時間に使ったりすることもできるかもしれません．

③ 家族の円満

　ホームヘルプサービス等が整備されたとはいえ，在宅で障害者が生活するには，家族の支援や介助は多少なりとも必要です．家族には介護を頼みやすい反面，家族だからお互いに気を遣うといったこともあります．

　住環境が改善され，介護者の精神的・身体的負担が減少することで，よい家族関係が再構築されることも期待できます．

ⓑ 住宅改修における理学療法士の役割

　理学療法士は医療専門職であり，建築物の専門家ではありません．たとえば壁に手すりを取り付ける場合，どの箇所にネジ止めをするのか，下地の補強は必要か，等は住宅改修の施工業者に判断を委ねなければなりません．

　しかし，どの位置にどのくらいの長さで，あるいは高さで，また，どんな太さで，どんな材質で等，使用される対象者の身体的特性を把握したうえで専門家として施工業者へアドバイスすることは可能です．

　また，理学療法士は福祉の専門家でもありません．住宅改修に際し，支援制度を用いる場合の手続きやマネジメントはケアマネジャーが中心となります．しかし，その場合にも理学療法士は生活行為や動作を専門的な視点でとらえ，改修の必要な箇所の提示，改修によって得られる効果等についてアドバイスする必要があります．

ⓒ 改修のポイントと改修に必要な基礎知識

　ここからは実際の改修にあたり，理学療法士として最低限知っておきたい知識を中心に述べていきます．

① 移動レベルによる改修のポイント

● 車椅子移動レベル

　車椅子での屋内移動を可能にするために，屋内の段差の解消や，扉を引き戸にする，浴槽の高さや便座の高さ等を車椅子の高さに合わせる等，配慮します．また，廊下については十分な駆動が可能な幅にすることも大切です．さらに，屋外に出ることを考えると当然，玄関の段差解消も必要になります．

　床に座ったままでの座位移動を希望する場合は，便器は洋式ではなく和式のほうが適切であり，浴槽も埋め込みにする工夫が必要です．

● 屋内歩行レベル

　屋内を伝い歩きや介助歩行で移動する場合には，段差の解消や，手すり，滑り止め，敷居へのすりつけ板の設置等の他，トイレや浴槽の整備も必要になります．

● 屋外歩行レベル

　杖や装具等があれば日常生活には不便を感じないレベルであったとしても，老化の進行に備え，段差解消や滑りにくい床材への変更等が必要になります．

② 考慮すべき事項

● 自立度に合わせた改修

　車椅子移動レベル，屋内歩行レベル，屋外歩行レベル，あるいは寝たきりであったとしても，その能力に合わせた改修を行うことは必須です．また，それぞれの自立度に合わせた介護を行うためのスペースを考慮することが大切です．

● 活動しやすい環境を整える

　段差の解消や手すりの設置等により，安全で確実な移動が可能となります．移動という活動レベルが安全に確保されることで，外出による社会参加にもつながります．

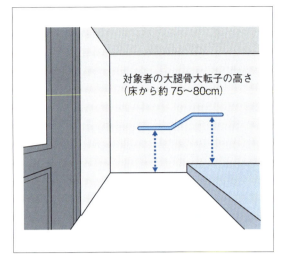

図20 横手すりの取り付け位置

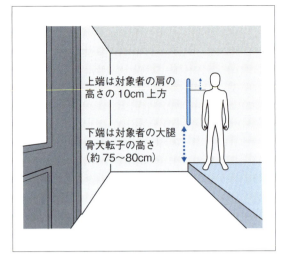

図21 縦手すりの取り付け位置

● 介護者の立場への配慮

要介護者だけではなく，**介護者からの視点**も大切です．介護しやすい環境の整備は介護負担の軽減にもつながります．

d 手すりの設置と段差の解消

疾患や障害の特性によりさまざまな改修例があります．この項では比較的改修の多い手すりの設置，段差の解消を中心に挙げてみます．

① 手すりの設置

● 手すりの基本

手すりには，主に2つのタイプがあります．

- **ハンドレール (Hand Rail)**

階段や廊下等を移動するときに，手を滑らせて使用します．

- **グラブバー (Grab Bar)**

トイレや浴室等で身体の上下移動を行うときに，しっかりと握って使用します．

〔太さ〕

それぞれ**直径3cm前後**で対象者の身体に合わせて選びます．一般的にはハンドレールはやや太めで，安定感のある3.2～3.6cm程度，グラブバーはしっかり握れる2.8～3.2cm程度とされています．

また，関節リウマチ等で手指に変形等がある場合は，平型の手すりを選び，手すりを握らずに手や肘を乗せて移動を行います．

〔材質〕

主に木材が使用されますが，浴室等の水回りで使用する場合は合成樹脂性のものや樹脂でコーティングされたもの等を用いるとよいでしょう．金属は熱伝導性がよいので，屋外での凍てつくような寒さや灼熱の太陽光の下では非常に危険であることを認識しておいてください．

〔取り付け位置〕

移動を中心に用いる横手すりは，対象者の大腿骨大転子の高さに合わせることを基本とします．これは杖の握りの高さと同じです．一般的には**床面から75～80cmの高さ**とされます（図20）．

また，主に移乗や上下移動を中心に使用する縦手すりは，一般的には上端を対象者の肩より10cm程度上方までとし，下端は床面から75～80cmの高さとされます（図21）．天井がしっかりしていれば，図22のように突っ張り棒型の手すりを使用することもできます．

横手すりは，横から受けるタイプの手すり受け金具（受けブラケット）を使用すると，握った手を滑らせて行くとき金具に接触してしまうことがあるため，下から受けるタイプの手すり受け金具にするとよいでしょう（図23）．また，手すりの端部は壁面か下方に曲げて処理をすることで，袖口を引っ掛けて転倒する事故を防ぐことができます（図24）．

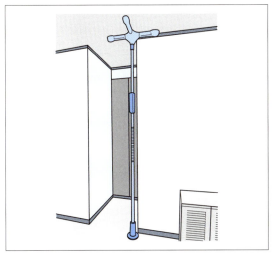

図22 突っ張り棒型の手すり

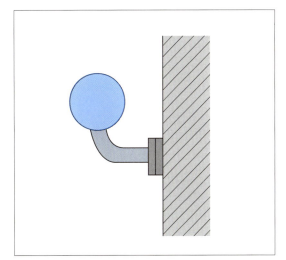

図23 横手すりの受けブラケット

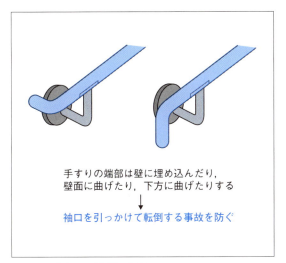

手すりの端部は壁に埋め込んだり，壁面に曲げたり，下方に曲げたりする
↓
袖口を引っかけて転倒する事故を防ぐ

図24 手すりの端部の処理

● 階段への取り付け

手すりの取り付けは，昇り降りの両方を考えて，両側に設置するのが好ましいのですが，階段の幅によっては手すりを付けてしまうと幅が狭くなってしまうことがあります．そのような場合には，**降りる際に手すりが利き手（あるいは非麻痺側）**にあるように設置します．

● 玄関への取り付け

玄関の手すりは，土間から上がり框に上がる大きな段差を昇降するために設置します．本来は段差自体を解消することが重要です．

取り付け方法は，斜めに設置する方法，土間，上がり框にあわせて上下2段に設置する方法がありますが，斜めに取り付けるほうが動作の流れがスムースかと思われます．

② 段差の解消

日本式の家屋の特徴として，段差が多いことが挙げられます．門扉の周辺やアプローチ部分，玄関のポーチ，玄関戸，上がり框や敷居等，段差の高さもそれぞれです．

建築基準法では，1階の床が木製の場合には直下の地面から45cm以上高くすることが定められています．それぞれの段差には意味がありますが，高齢者等の身体機能の低下を考慮すると段差は解消されるべきです．

● 屋外との段差の解消

段差の解消には**段差解消機**（図25）を用いる，**スロープ**（図26〜28）を設ける，段差を数段に分ける，階段を設ける等の解消方法があります．

まず，スロープを設けて解消する方法ですが，アプローチ部分を**勾配1/12〜1/15**に設置します．つまり45cmの高さをスロープで解消するには，勾配1/12で5.4m，勾配1/15で6.75mが必要になります．また上下端部には，車椅子が安全に停止できるよう，また玄関ドアの開閉スペースとして，水平面を1.5m四方以上で設ける必要があります．

スロープを設けるためにはかなりのスペースが必要になることを覚えておかなければいけません．

次に，階段を設けて解消する方法では，高さと安定性を考慮する必要があります．一般に踏面は

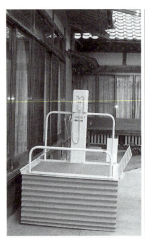
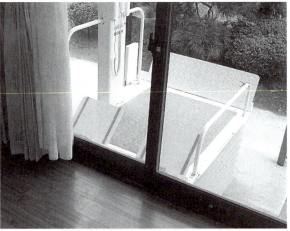

図25　段差解消機

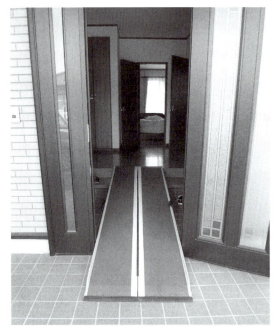

図26　簡易スロープ

差解消機（図25）や簡易スロープ（図26）等の福祉用具を用いることも考慮します（コラム⑱）.

●和洋室間の段差の解消

　畳の部屋とフローリングの部屋が隣り合わせになっているような場合がよくみられます．この場合，畳の厚さ（5.5〜6cm程度）とフローリング材の厚さ（1.2〜1.5cm程度）の差により段差が生じてしまいます．一般に**車椅子を使用する場合の段差は0.5cm以下であれば段差がない**とみなしますが，和洋室間には通常4〜5cmの段差が生じてしまいます．

　最も簡単な段差解消として，すりつけ板の設置があります（図29）．また，フローリング材の上に高さ調節用の合板を張り，その上に床仕上げ材を張り，和室との段差を解消する方法等があります．

30〜33cm，蹴上げは11〜16cm程度とされ，45cmの段差に階段を設けて解消する場合には，3〜4段程度の階段を新たに設ける必要があります．

　スロープは車椅子使用者には非常に優れていますが，パーキンソン病等で移動レベルが歩行レベルにある場合にはスロープよりも階段を設けたほうが適切な場合もあります（逆説性歩行）．対象者の能力に合わせて改修方法を選択する際に理学療法士の専門性が問われるでしょう．

　スロープの設置や階段による段差の解消が困難な場合も多くみられます．そのような場合は，段

e　トイレ・浴室の改修

　排泄や入浴は健康管理の面からも重要な生活行為動作です．しかし，非常に難易度の高い動作であるために，介護者の負担が大きい動作でもあります．高齢者や障害者本人にとっても，できる限り自立して行いたい動作であることも確かです．他人にこれらを介護されるということへの羞恥心から抵抗を感じる方がいることも忘れてはなりませんし，介護者がたとえ家族だとしても介護負担への配慮から遠慮する高齢者や障害者もいます．

① **トイレの改修**

　介助が必要な場合には，介助を行うスペースの

コラム⑱　出入りは玄関から？

　図27は屋外から直接居室に入れるようにスロープを設けた例です．玄関が狭く段差解消機の設置が困難であったこと，介助者も高齢で簡易スロープでは勾配が急であり，危険を伴う等の問題があり，玄関を出入りに使用するのではなく，直接居室を出入りに使用しようと考えました．図28も，やはり玄関に段差解消機を取り付けるスペースがなく，居室の前に取り付けた例です．

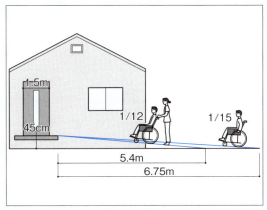

図27　スロープの勾配と設置に必要な距離

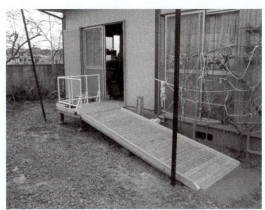

図28　居室に面してスロープを設置した例

確保が大切になります．しかし，トイレのスペースはそれほど大きく設けられていない場合も多く，その場合は便器の位置を左右どちらかの壁際に変更する等の工夫が必要になります．

　介助スペースとして，便器の側方に50cm以上のスペースが確保されることが基本となります．また，スペースは介助者が対象者の患側に立って介助することが基本です．介助スペースを左右どちらにするか検討を行ってから便器を移動します．

　車椅子利用者にとっては便器へのアプローチは大切になります．トイレの開口部は，十分車椅子が通過できる大きさが必要です．一般的には有効開口幅員が80cm（介助用は75cm）必要とされています．

　手すりの取り付けでは，立ち座り用の縦手すりと，座位の安定性確保のための横手すりが必要になります．通常は縦手すりの機能と横手すりの機能を併せもつ，L字型手すりが用いられることが多くあります．縦手すりは，便器の先端から

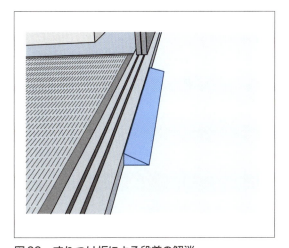

図29　すりつけ板による段差の解消

15〜30cm程度前方の側面に取り付けます．便器から立ち上がる際，重心を一度前方に移動させなくてはいけませんので，立ち上がる前方にもある程度のスペースが必要となります．横手すりは車椅子のアームレストの高さを基準にします（図30）．左右に取り付けることが望ましいのです

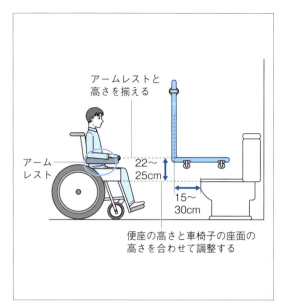

図30 トイレL字型手すりの取り付け位置

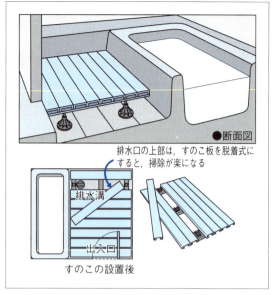

図31 浴槽の段差解消（すのこの使用例）

が，介助者の介助のしやすさを考えると，片方は回転式や跳ね上げ式等，可動式の手すりを取り付けるとよいでしょう．

② 浴室の改修

浴室は，排水の関係もあり，脱衣室側との間に段差が生じてしまいます．歩行が可能な場合（自立でも介助歩行でも），段差は2cm以下がよいとされています．シャワー用車椅子等を使用する場合には，段差は5mm以下が理想となります．

段差の解消法として比較的簡単で経済的なのが**すのこを敷く**方法です．すのこであれば清掃や日干し等のメンテナンスも楽に済みます．大きなすのこを一面に敷くのではなく，いくつかに分割して敷いたり，一部が取り外しできたりするタイプのものを敷くとよいでしょう（図31）．また，敷き詰めた際のガタつきを抑えるために，脚部に滑り止めを貼り付ける等の工夫が必要です．

浴槽は出入りや姿勢の安定を考慮すると**和洋折衷式の浴槽**が理想的です．和式の浴槽では出入りの際に足がなかなか届かず不自由ですし，洋式の浴槽では入ったときに半分寝た状態となるため，立ち上がることが難しくなります．浴槽の縁の高さは，シャワー椅子や，シャワー用車椅子を使用する場合には，その座面の高さに合わせます．

手すりの取り付けでは，浴室内（洗い場）を移動するための横手すりと，浴室出入り用，浴槽出入り用，洗い場での立ち座り用の縦手すり，浴槽内での立ち座り用，浴槽内での姿勢保持用のL字型手すりの3つを考える必要があります．浴槽をまたいで入る際や，浴槽内での姿勢の安定には，浴槽の縁にはめ込むタイプの簡易手すりもあるので検討するとよいでしょう．

浴槽内の身体には常に浮力が生じます．手足に運動麻痺がある場合には身体にどのような影響があるでしょうか？　運動麻痺がある手足に浮力が作用するため浴槽内で身体を安定させることが難しくなりますね．

コラム⑲　日本家屋の建築基準（尺貫法）

　日本家屋の特徴として基本寸法に尺貫法が用いられていることが挙げられます．1尺≒30.3cmを基準（尺モジュール）とした建築になり，廊下等は3尺≒90.9cmが基準となります．しかし，この場合の3尺は柱の中心から柱の中心が3尺ということですので，柱の内側から内側の実際の有効幅は約76.5cm程度になってしまいます．仮にメートル法を基準（メーターモジュール）とした場合には有効幅は約85.5cmに広がります（図32）．図33は3尺を基準とした廊下（3尺廊下）での車椅子駆動の様子です．これでは思うように駆動するのは難しいですね（最終的に幅の狭い車椅子に変更しています）．大人が並んで歩行を介助するにも十分な幅ではありません．この症例の方は移動手段に歩行器も併用しています（図34）．もし廊下の両側に手すりを取り付けたらどうでしょうか？さらに有効幅が狭くなることが理解できますね．このように，従来の日本家屋の建築基準は障害者には優しい基準ではないことがわかります．

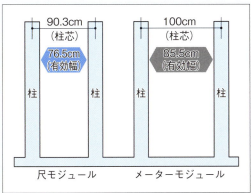

図32　尺モジュールとメーターモジュール

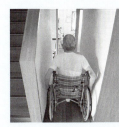

図33　3尺廊下での車椅子駆動の様子

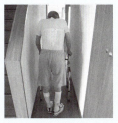

図34　3尺廊下での歩行器使用の様子

Ⅳ. 福祉用具の導入

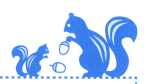

> **はじめに**
>
> 「Ⅲ．住環境の整備」でも述べたように，住宅改修の前にまずは福祉用具を活用することで介助量の軽減，あるいは自立につながらないかを考えます．**住宅改修とともに福祉用具を有効利用することが大切**です．
>
> ここでは，福祉用具とはどのようなものかを学び，福祉用具に関する制度，主な福祉用具について学びたいと思います．

1 福祉用具の歴史と定義

1974（昭和49）年に厚生省（当時）と全国社会福祉協議会の共催で社会福祉施設の近代化機器展が開催されました．この展示会で初めて「**福祉機器**」という名称が使用され，「心身障害者，寝たきり老人等の日常生活を便利または容易ならしめる機器，心身障害者，寝たきり老人等の治療訓練を行う機器，喪失した機能の代替をする機器，心身障害者の能力開発を行う機器の総称」と定義されました．

a 身体障害者福祉法

「**補装具（身体障害者の身体上の欠陥を補うための道具）**」として，義肢（義手・義足）・装具・盲人安全杖・義眼・眼鏡・点字器・補聴器・人工喉頭・車椅子・歩行車・歩行補助杖・収尿器・マット・ストーマ用装具等が定められています．

b 児童福祉法

上記の補装具の他に，座位保持椅子・起立保持具・頭部保持具・排便補助具が定められています．

身体障害者福祉法，児童福祉法では，日常生活用具の給付制度が定められており，在宅重度障害児・者の日常生活を容易にするための機器・用具が，給付または貸与の対象となっています．

c 福祉用具法

1993年には「福祉用具の研究開発および普及の促進に関する法律（福祉用具法）」が施行されました．これ以前は，福祉機器，補装具，日常生活用具，自助具，介助用補装具，機能回復訓練用機器，スポーツ・レクリエーション用具等さまざまな呼称で区分されていましたが，それら全体を含む概念として，「福祉用具」という言葉が法律に用いられています．

d 福祉用具の定義

福祉用具法の第2条において，福祉用具とは，「心身の機能が低下し，日常生活を営むのに支障のある老人または心身障害者の日常生活上の便宜を図るための用具及びこれらの者の機能訓練のための用具並びに補装具をいう」と定義されています．

2 福祉用具を有効に利用するためには？

福祉用具は身体機能を代替・補完するための機器であり，日常生活を支援して，便利にまたは容易にするために用います（コラム⑳）．また，介護者側の視点では，介護量を軽減して，介護の物

理的省力化を図るために用います．

　福祉用具を使用する際は，疾病や障害に対する医学的な診断や現在の身体能力，生活の形態，社会的な環境，今後の見通し等を十分ふまえてから選択しなければなりません．

3　福祉用具の給付・貸与制度は？

　福祉用具の給付制度には，介護保険制度によるものと障害者総合支援法によるものがあります（コラム㉑）．また，介護保険制度には貸与制度があります．

コラム⑳　生活支援機器

　昭和50年代初期，福祉用具の概念は，義肢・杖・車椅子・補聴器等の補装具でした．近年では介助機器や移動機器，コミュニケーション機器，環境制御装置，レクリエーション用機器，スポーツ機器，リハビリテーション機器，さらに社会環境に用いる機器（点字ブロック，盲信号機，身体障害者用エレベーター等）や住宅設備機器にまで拡大し，個人の障害や生活だけでなく社会環境にかかわるものまで含めた生活支援機器として位置付けられています．

コラム㉑　介護保険法と障害者総合支援法との関係

　障害者総合支援法による補装具費支給制度は，保障可能な制度が他にない場合に適用される，他法優先の立場をとっています．介護保険との兼ね合いでも，重複しているサービスは介護保険法が優先して適用されます．つまり介護保険で貸与可能な車椅子等については，介護保険法での貸与が優先されます．しかし，介護保険法で貸与される車椅子は障害の状況に合わせた工夫や改良ができないため，そのような場合は障害者総合支援法で対応されます．

表6　介護保険制度による福祉用具貸与品目および購入費支給品目

貸与品目	
車椅子	自走式標準型車椅子，普通型電動車椅子，介助用標準型車椅子
車椅子付属品	クッションまたはパッド，電動補助装置，テーブル，ブレーキ
特殊寝台	背や脚の角度，床板の高さの調整可能なベッド
特殊寝台付属品	サイドテーブル，マットレス，ベッド用手すり，テーブル，スライディングボード，スライディングマット
褥瘡予防用具	送風装置や空気圧調整装置を備えたマットや水，エア，ゲル，シリコン，ウレタン等でできた全身用マット
体位変換器	身体の下に挿入して使用する空気圧パッド等
手すり	取り付け工事不要なもの
スロープ	段差解消を目的とした取り付け工事不要なもの
歩行器	四脚のものや二輪，三輪，四輪，大輪のもの
歩行補助杖	松葉杖，カナディアン・クラッチ，ロフストランド・クラッチ，多点杖
認知症老人徘徊感知機器	センサーで感知し知らせるもの
移動用リフト	床走行式，固定式，据置式リフト，段差解消期，起立補助機構付き椅子
自動排泄処理装置	尿または便が自動的に吸引されるもの
購入費支給品目	
腰掛便座	和式便座の上に置いて腰掛式にするもの，洋式便座の上に置いて高さを補うもの，便座からの立ち上がりを補助するもの，ポータブルトイレ
自動排泄処理装置の交換可能部品	尿または便が自動的に吸引されるものの交換可能部品
入浴補助用具	入浴用椅子，浴槽用手すり，浴槽内椅子，入浴台，浴室内すのこ，浴槽内すのこ
簡易浴槽	空気式や折りたたみ式のもの
移動用リフトのつり具	身体に合うもので，移動用リフトに連結できるもの

（厚生労働省，文献24より）

a 介護保険制度による貸与・購入費支給制度

介護保険制度の対象者は「要介護認定で要支援1, 2, 要介護1〜5と認定された居宅にいる者」とされています.

福祉用具の貸与・購入費支給については, 領収書および福祉用具のパンフレット等の必要書類を添付し,「介護保険福祉用具購入費支給申請書」を市町村に提出します. 手続きが完了すると購入費の9割が給付されます（償還払い）. つまり, 福祉用具レンタル料・購入費用の1割が自己負担となります. ただし, 購入については原則として1年間で利用できる限度額は10万円とされています（表6）.

b 障害者総合支援法における補装具費支給制度

障害者総合支援法では, 福祉用具の中で補装具について定め, 自立支援給付の中で補装具費支給について定めています. これにより補装具の交付と修理に要する費用が支給されます.

対象は「身体障害者手帳を有する者」とされ, 利用に際しては, 指定医師の補装具交付・修理意見書（児童の場合は指定育成医療機関の医師の補装具交付・修理意見書）, 契約業者の見積書, 身体障害者手帳, 印鑑が申請時に必要になります.

窓口は介護保険同様, 市町村となります. 費用は原則として1割を自己負担することになっており, 介護保険制度と同様の費用負担となっています（表7, コラム㉒）.

 コラム㉒ 特例補装具費の支給

「特例補装具費の支給」とは, 身体障害者（児）の障害の状況その他で, やむをえない事情により, 告示された補装具の種目, 形式, 価格等にあてはまらない補装具を購入または修理する場合の費用を支給する際に適応となる制度です. たとえば標準的なスピード（4.5km/h）の普通型電動車椅子の基本価格（基準額）は314,000円とそれぞれの補装具には基本となる額が決まっています. 基準にない操作スイッチ等を必要とする場合には基準額内には収まらない場合がありますが, 機器が本人にとって不可欠であり, やむをえない場合には,「特例補装具費」として申請することができます. 医師の意見書を添付して申請したのち, 更生相談所等の判定や意見に基づき市町村により支給決定がなされます.

表7 障害者総合支援法による補装具の種類

肢体不自由者（児）	義肢	義足, 義手
	装具	下肢, 靴型, 体幹, 上肢
	座位保持装置	
	車椅子*	普通型, リクライニング式普通型, ティルト式普通型, 手動式普通型, リクライニング・ティルト式普通型, 手動リフト式普通型, 前方大車輪型, リクライニング式前方大車輪型, 片手駆動型, リクライニング式片手駆動型, レバー駆動型, 手押し型, リクライニング式手押し型, ティルト式手押し型, リクライニング・ティルト式手押し型
	電動車椅子*	普通型, 手動兼用型切替式, 手動兼用型アシスト式, リクライニング式普通型, 電動リクライニング式普通型, 電動リフト式普通型, 電動ティルト式普通型, 電動リクライニング・ティルト式普通型
	歩行器*	六輪型, 四輪型（腰掛つき）, 四輪型（腰掛なし）, 三輪型, 二輪型, 固定型, 交互型
	歩行補助杖*	松葉杖, ロフストランド・クラッチ, カナディアン・クラッチ, 多点杖, プラットフォーム杖
	重度障害者用意思伝達装置	
	その他	座位保持椅子（児）, 起立保持具（児）, 頭部保持具（児）, 排便補助具（児）
視覚障害者（児）	盲人安全杖	普通型, 携帯型
	義眼	普通義眼, 特殊義眼, コンタクト義眼
	眼鏡	矯正眼鏡, 遮光眼鏡, コンタクトレンズ, 弱視眼鏡
聴覚障害者（児）	補聴器	高度難聴用ポケット型, 高度難聴用耳掛け型, 重度難聴用ポケット型, 重度難聴用耳掛け型, 耳あな型（レディメイド）, 耳あな型（オーダーメイド）, 骨導式ポケット型, 骨導式眼鏡型

*は内部障害者にも適応

（厚生労働省, 文献25より）

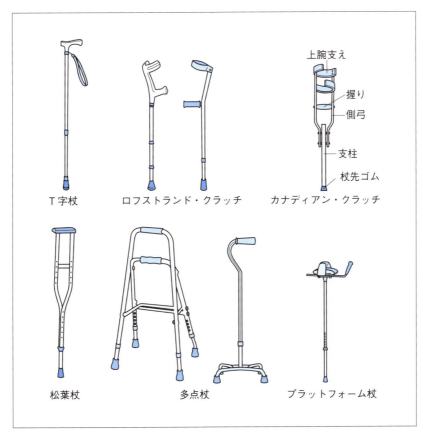

図35 いろいろな杖の種類

4 歩行補助具

歩行補助具の代表的なものとして，杖，歩行器，歩行車等があります．それぞれ身体への負担の軽減（荷重の免荷等），バランスを補う等といった役割があります．

a 杖（歩行補助杖）

杖の種類には多点杖（多脚杖），ロフストランド・クラッチ，松葉杖，T字杖等があります．使用者の必要とする免荷の程度や手指の機能等に合わせて選択する必要があります．介護保険の貸与品目には，松葉杖，ロフストランド・クラッチ，カナディアン・クラッチ，多点杖，プラットフォーム杖があります（図35）．

① 杖の長さ

杖の長さは，以下のいずれかで決めます．

- 床から大腿骨大転子までの長さ
- 立位で手を下垂したときの床から手関節（あるいは橈骨茎状突起）までの長さ
- 杖を握る側のつま先から前・外側へそれぞれ15cmの位置に杖をまっすぐに立て，グリップを握った際に肘関節が約30°屈曲する長さ

これらの3つの方法を実際に試してみると，大体同じ長さになることがわかります（図36）．長さを決める際には，普段から履いている靴を履いて計測する，腰の曲がった人を対象とする場合は若干短めにする等の工夫も必要です．

② いろいろな杖

● T字杖

形状からT字杖やL字杖とよばれています．握りが比較的まっすぐで，握りやすくなっています．握りの中心に支柱がついているほうが，力をまっすぐにかけることができますが，支柱が指の間に入ってしまうため，持ちにくさを感じる人もいます．

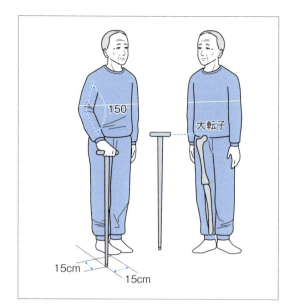

図36 適切な杖の長さ

> **コラム㉓　Cane と Crutch**
>
> 杖には Cane と Crutch があります．
>
> Cane は基本的には身体と1点で接するもので，歩行時に身体の支持やバランスを補助するために用いられます．T字杖や多点杖がこの類です．
>
> 一方の Crutch は2点以上，つまり握り以外に身体と接する部分があり，下肢機能（支持）の代償や補助として用いられます．松葉杖やロフストランド・クラッチ等がこの類です．

● 松葉杖

通常は2本組みで使用します．上部に脇当てがあり，途中に握りがあります．非常に重い荷重に耐えられる構造をしています．下肢に障害があり，上肢の力で支持せざるをえないような人が主に使用します．

長さの調整で重要なことは，握りの高さ（一般的な杖の握りの位置に準じます）と脇当ての高さです．脇当ては，腋下に卵1つ分程度の余裕ができるように合わせます．腋下に寄りかかって歩くのではなく，脇を絞め固定するようにします．

● ロフストランド・クラッチ（コラム㉓）

前腕部を固定することから前腕固定型杖ともよばれます．

杖の上部が握りの上まで伸び，そこに前腕カフが付くことで腕を通した際に固定することができます．握りと前腕の2点でしっかりと体重を支えることができます．

● カナディアン・クラッチ

上腕部と肘部についているカフと握りで身体を支える杖です．ロフストランド・クラッチとは異なり，上腕三頭筋の弱化により肘の伸展ができない場合にも使用できます．

● 多点杖

握りは1つですが，脚部が3～4本に分かれているため多脚杖ともよばれています．接地面積が1本杖よりも広く，安定性があります．一方で，**脚部が全部接地していないとぐらついて安定性が不良**になります．屋外不整地で使用する場合には注意が必要です．

● プラットフォーム杖

肘関節を屈曲させ，前腕部で支持することができるように，握りの付いた前腕支持部が設けられています．そのため前腕支持型杖や肘支持型杖等ともよばれています．

関節リウマチ等，手指や手関節に負荷をかけられない場合や肘関節に伸展制限がある場合等に用いられます．

b 歩行器

歩行器は杖と比較すると支持性・安定性が非常に大きなものです．つまり，しっかりとした支持性・安定性を必要とする人が使用対象となります．多脚（通常は四脚）で支持するため，支えがなくても自立していますが，使用の際にはしっかりと手掌や前腕部で支持する必要があります．

移動を容易にするため，前の二脚には車輪を取り付けることもあります．脚部すべてに車輪がついているものは歩行車（後述）として扱われます．必要な身体機能として，両手が使用可能であること，立位で歩行器を操作するだけのバランス能力があることが挙げられます．

バランス能力が不十分な人が自宅で使用する場

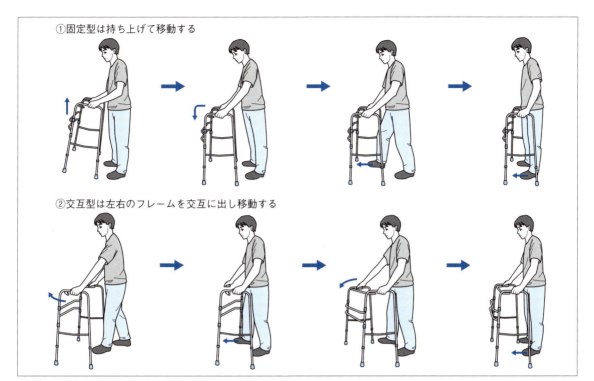

図37 四脚歩行器

①固定型は持ち上げて移動する

②交互型は左右のフレームを交互に出し移動する

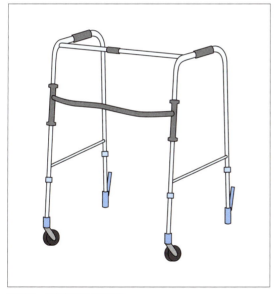

図38 四脚二輪歩行器

合が多いのですが，もともと日本家屋は廊下が狭いうえ，歩行器で方向変換するだけのスペースがとれないことも多く，身体機能の評価と住居環境の評価は十分になされなければいけません．

① 四脚歩行器

　四脚歩行器には固定型と交互型があります．

● 固定型

　歩行器を持ち上げ，前方に出した後，足を交互に出すという動作を繰り返して歩きます（図37①）．

● 交互型

　左右のフレームが交互に可動する構造になっていますので，右のフレームを出し，左下肢を出す，次いで左のフレームを出し，右下肢を出すというような4動作歩行（図37②）や，右のフレームと左下肢を同時に出し，次いで左のフレームと右下肢を同時に出すような2動作歩行で使用することが可能です．

② 四脚二輪歩行器

　四脚歩行器の前の2本の脚部に車輪が付いたもので，前輪付き歩行器ともよばれています．後ろの脚部にかかる荷重を抜くことで，前方へ転がしながら使用することができます．両上肢の筋力が弱い人が用いるのに適しています．

　前方に重心がかかりすぎた場合，スプリング機構付きの車輪が持ち上がり，ゴム脚が着地し，ブレーキがかかる機能のものもあります．通常車輪は小さいため，わずかな段差や凹凸にも引っかかることが多く，屋外での使用には向いていません（図38）．

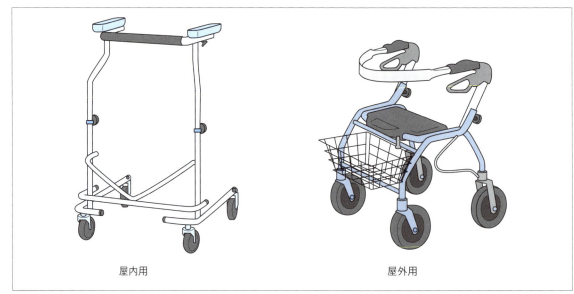

図39 歩行車

c 歩行車

歩行車には三輪型，四輪型，六輪型等があります．一般によく使用されているのは四輪型です．四輪型には，前二輪が自在輪で後二輪が固定されているもの，四輪すべてが自在輪のものがあります．屋内用は，ブレーキが付加されていないものが多く，前腕部で支持するものがほとんどです．一方の屋外用は，ブレーキが付き，休むことができる座面や買い物等に便利なカゴ等が備わっています（図39，コラム㉔）．

 コラム㉔　シルバーカー

足腰の弱った高齢者が屋外でよく使用しているシルバーカーも座面やカゴを備えているという面では屋外用の歩行車と変わりはありませんが，厳密にいえば介護保険の対象品目ではありません．

5 車椅子

車椅子には，自らが操作する自走用と他者によって操作される介助用があります．また動力源としては手動式，電動式があります．

さらに，自走用手動式の駆動方法は両手駆動，片手片足駆動，片手駆動等に分けられます．自走用手動式は構造から，標準型，前輪駆動型，モジュラー型，オーダー型，特殊型等に分類されます．

a 自走用標準型車椅子

自走用標準型車椅子は，使用する本人自らがハンドリムを操作したり，足で床を蹴ったりして進みます（図40①）．脳血管障害により**片麻痺にな**

 コラム㉕　車椅子の幅とハンドリム

自走用標準型車椅子の座幅は既製品で40cmから2cm刻みで数種類があります．両側のハンドリムを含めると幅は60〜65cm程度になります．もし，関節リウマチ等の疾患で手で駆動するより足で蹴って進む場合が多いのであれば，両側のハンドリムを取り外してしまえば幅を全体で5cm程度狭めることが可能です．片麻痺の方で片手片足で駆動する場合には片方のハンドリムを外してしまえば幅を2.5cm程度狭めることが可能です．日本家屋の廊下は狭いことが多く，移動のしやすさを考えるとこのような工夫も必要です．

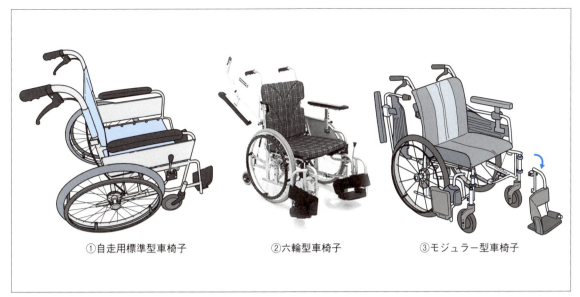

図40 さまざまな車椅子

った人は，非麻痺側の手でハンドリムを回し，推進し，非麻痺側の足で方向を操ります．この場合は，足つきがよく，通常よりも座面が低い低床型の車椅子を選ぶことが大切です（コラム㉕）．

ⓑ 六輪型車椅子

駆動する主輪を座席直下に配置し，前後に小さなキャスターが付いた六輪構造の車椅子です．後方に体重移動を行うことによって前輪のキャスターが容易に挙上するため，2cm程度の敷居段差越えが容易にできます．また，**主輪が座席直下にあるため操作がしやすく，小回りがきき，主に室内での取り回しに優れています**．しかし，主輪が邪魔になるため横移乗は不可能で，一度立位をとって移乗する必要があります（図40②）．

ⓒ モジュラー型車椅子

部品交換が可能な車椅子です．さらに，座面の奥行きや角度，背もたれの高さや角度，主輪車軸位置，キャスター軸位置，主輪のキャンバー角等の調整箇所や調整幅が大きく，使用する人の身体機能に合わせることが可能です．**身体機能の変化が早い高齢者等には速やかに対応可能**な車椅子です．

また片麻痺の人等は，片手片足で駆動することが多く，駆動する側のフットプレート等はあまり必要としません．その際にはあらかじめフットプレートを取り外しておくことも可能です（図40③）．

ⓓ 電動車椅子

電動車椅子には，ジョイスティックとよばれる操作レバーを用いて操作するものと，ハンドルによって操作するものがあります（図41）．後者は主に足腰の弱化した高齢者が屋外を移動する際に用いることが多く，屋内で用いることはありません．

ジョイスティックで操作するタイプの電動車椅子は，上肢筋力の低下もしくはコントロール不良にてハンドリムを回すことができない高位頸髄損傷者や脳性麻痺患者等で用いられます．

いずれも法規上は歩行車扱いで時速は6km/hに制限されています．手指の動きにも問題がある場合には，ジョイスティックの移設を行い，顎の動きで車椅子をコントロールする方式（チンコントロール）もあります．以前はバッテリーを搭載した非常に重いものしかありませんでしたが，電動ユニットが開発され，標準型車椅子に搭載して電動車椅子として用いることも可能になっています．

ⓔ シーティング

車椅子は移動のための福祉用具であるとともに，座位という姿勢を保つための椅子としての機能も重要です．ときには車椅子上での座位が日中

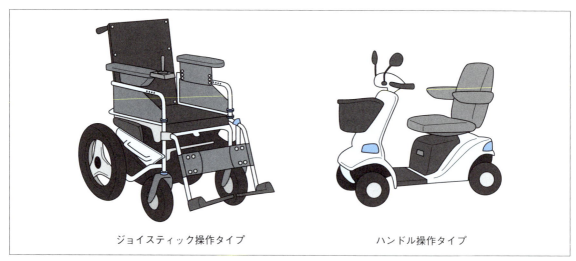

ジョイスティック操作タイプ　　　　　ハンドル操作タイプ

図41　電動車椅子

ほとんどの時間を占める場合もあります．また，食事の際の椅子として活用する場合もあります．車椅子を日常生活で長時間使用する人は，自分で姿勢を調節するのが難しいことも少なくありません．長時間不良姿勢で車椅子に座っていることで，褥瘡を併発したり，脊柱の変形を呈したりする等のリスクが高まります．

車椅子上で，利用者にとって適正な姿勢をみつけ，座位を保持することがシーティングの目的です．そのためには座面や背面に特殊なクッションやベルトを使用したり，車椅子の付属品を上手に用いたりすることが大切です（コラム㉖）．

6　移動用リフト

「寝たきりは寝かせきりから」と言われるように，1日中ベッド上で臥位姿勢でいることはよいことではありません．けれども，自ら歩行することが困難な人や寝たきりの人を，ベッドから車椅子，あるいは車椅子からベッドへ移動（移乗）させるには相当な労力が必要となります．できるだけ離床させたくても，そのために要する労力は介護者の大きな負担になります．

このような場合，移動用リフトを用いることで，簡単に介護負担を軽減させることができます．移動用リフトは，床走行式，固定式，据え置き式に分けられます（コラム㉗）．

コラム㉖　車椅子のメンテナンス

車椅子のタイヤは適切な空気圧がないと駆動するのが重く感じられることがあります．また，ブレーキ等はフレームにネジで固定されている場合があり，緩んでブレーキの利きが甘くなることもあります．その他タイヤの摩耗，各種ネジの緩み等も定期的に点検することが必要です．

コラム㉗　スリングシート

リフトのつり具（スリングシート）については，介護保険では貸与品目ではなく，購入費の対象となっています．ハーネスにはさまざまなタイプがあり，使用される人の身体能力に合わせて選択することが大切です．

ⓐ　床走行式リフト

床走行式リフトは，自在輪が付いているため，水平方向の移動が可能です（図42①）．室内を自由に移動することができますが，畳敷きの部屋や毛足の長い絨毯の上等は，重さで車輪が食い込み

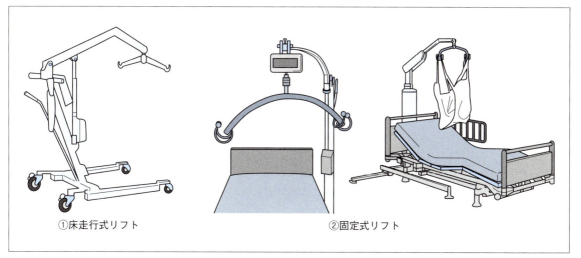

①床走行式リフト　　②固定式リフト

図42　移動用リフト

移動しにくくなります．使用するには床をフローリングに変える等の改修も考慮する必要があります．

b 固定式リフト

固定式リフトは，居室や浴室あるいは浴槽等に設置して使用します（図42②）．居室や浴室へ設置する場合は，家屋に直接固定する方法と，壁等の突っ張りに固定する方法があります．浴槽等へ設置して用いるものは，設置場所周囲での使用に限定はされますが，設置は比較的容易です．また，天井にレールを張り巡らせるタイプの天井走行型リフトもあります（天井走行型リフトは介護保険対象外）．動力は多くが電動ですが，浴室や浴槽等に設置するリフトには水圧を利用するものもあります．

c 据え置き式リフト

据え置き式リフトは，床または地面に置いて，つり具や椅子等の台座を使用して対象者を持ち上げたり，移動したりするものです．寝室のベッドサイドにやぐらを組んで用いるものもあります（図43①）．

また，座面が昇降して立ち上がりを補助する椅子や，玄関等に設置して上下移動で段差を解消する段差解消機等もこれに含まれます（図43②）．

7 日常生活用具

日常生活用具は，**障害者が日常生活をしていくうえで，障害を軽減し，自立した生活を支援するための用具**です．

日常生活用具は障害者総合支援法の中でも地域生活支援事業（各市区町村独自の判断で障害者の生活を支援する事業）に指定され，品目がかなり限定されています．障害者自身の障害を補うための機器でなければ認められません．給付の決定は各市区町村が行うため，その製品が日常生活用具として支給されるかどうかは，住んでいる地域によって判断が異なります．

さらに，日常生活用具として認められるには以下の3つの要件をすべて満たしている必要があります．

- 安全かつ容易に使用できるもので，実用性が認められるもの
- 日常生活上の困難を改善し，自立を支援し社会参加を促進するもの
- 製作や改良，開発にあたって障害に関する専門的な知識や技術を要するもので，日常生活用品として一般的に普及していないもの

また，これらの要件を満たすものとして6つの種類があります．

① 介護・訓練支援用具

特殊寝台や特殊マット等，障害者（児）の身体

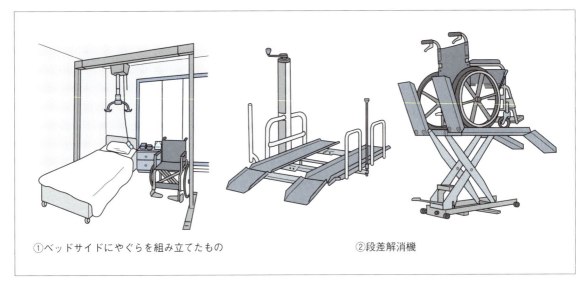

①ベッドサイドにやぐらを組み立てたもの　　②段差解消機

図43　据え置き式リフト

介護を支援する用具や障害児が訓練に用いる椅子等とされています．

② 自立生活支援用具

入浴補助用具や聴覚障害者用屋内信号装置等の，障害者（児）の入浴，食事，移動等，自立生活を支援する用具とされています．

③ 在宅療養等支援用具

電気式痰吸引器や盲人用体温計等の，障害者（児）の在宅療養等を支援する用具とされています．

④ 情報・意思疎通支援用具

点字器や人工喉頭等の，障害者（児）の情報収集，情報伝達や意思疎通等を支援する用具とされています．

⑤ 排泄管理支援用具

ストーマ用装具等の，障害者（児）の排泄を支援する用具や衛生用品とされています．

⑥ 居宅生活動作補助具（住宅管理費）

障害者（児）の居宅生活活動等を円滑にする用具で，設置に小規模な住宅改修を伴うものとされています．

8　環境制御装置（ECS）

環境制御装置（ECS：Environmental Control System）は重度の障害者（多くは高位頸髄損傷者）等，介護レベルが全介助状態にある人が，わずかに残存する随意機能（呼吸や接触圧）を活用し，可能なかぎり介護者に頼らずに，身の回りの電気製品や器具類を動かしたり，コントロールしたりする装置です（図44）．

現在の電化製品は，赤外線でコントロールできる機能を搭載したものが多く，テレビやエアコンをリモコンで操作することが可能です．また，リクライニング機能付きベッド等の有線機器にも対応しています．

障害者は介護者に介護を頼る必要がありますが，できるだけ自分の力で身の回りのことができれば精神的な面でも負担が軽減できます．

9　ICT（情報通信技術）

障害のある方に対して，障害の特性や状態，生活実態等のさまざまな状況に合わせた製品やサービスの開発・提供が期待されています[26]．既に，在宅の障害者の日常生活の情報等を，インターネットを介して収集・蓄積し，多職種で情報を共有する取り組みも行われています[27]．

また，総務省では，2018年8月に「IoT新時代の未来づくり検討委員会」において「未来をつかむTECH戦略」として，情報通信技術（ICT）を中心とするテクノロジー（TECH）を活用し，高齢者の健康寿命延伸，障害のある方の社会参加，過

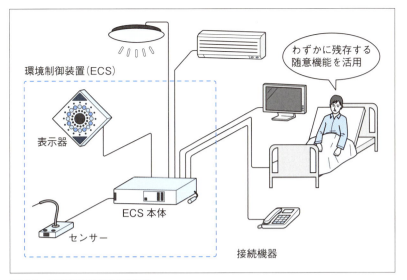

図44　環境制御装置（ECS）

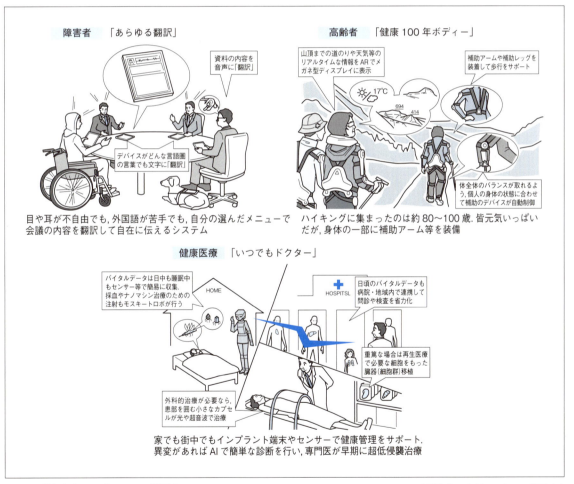

図45　「未来をつかむTECH戦略」　　　　　　　　　　　　　　　　　　（総務省，文献28より一部改変）

疎地に向けた遠隔医療等の提案がなされています[28]（図45）．

今後，さまざまな情報通信技術を活用しながらの理学療法の展開も期待されています．

10 レクリエーション・スポーツ

　レクリエーションやスポーツへの参加を目的に開発された福祉機器も多数あります．東京2020パラリンピックでも，車椅子バスケットボールや車椅子テニス，陸上競技では車椅子マラソンや競技用の義足を装着したアスリートがたくさん活躍していました．使用していた車椅子や義足（図46①〜④）は競技用に開発されたものですが，楽しむことを主な目的に開発された自転車（図46⑤）等もあります．これらの機器は補装具費支給制度等の対象にはなりませんが，QOLの向上には大きく役立ちます．また，社会参加を支援する機器ともいえるでしょう．

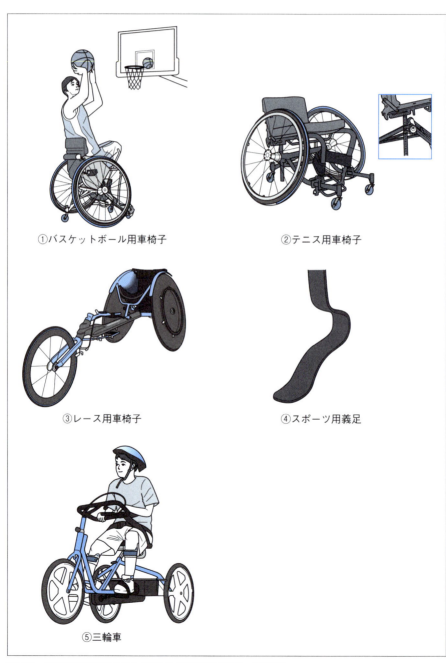

①バスケットボール用車椅子　②テニス用車椅子　③レース用車椅子　④スポーツ用義足　⑤三輪車

図46　競技用に開発された特殊な車椅子や義足，三輪車

V. 動作指導と介助方法の指導

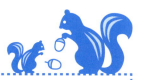

はじめに

　介助する側と介助される側の両方が安全であること，そして，負担が少ないことが大切です．起き上がりや移乗動作の介助は，非常に負担の大きい作業ですが，寝たきりを防止するために重要です．
　お互いが気兼ねすることなく，安全に行えるよう指導すること，介助されやすい身体を維持することも理学療法の大切な視点となります．また，そのための方法は固定された1つの方法とはかぎらず，環境や身体，手足の大きさ等に見合った工夫が重要です．

1　ベッド上でのポジショニングは？

- なるべくベッドの上方へ位置する
- 褥瘡が生じないよう除圧を工夫する
- ギャッジアップは，下肢を先に挙上してから背もたれを挙上する順番で実施し，背抜きも行う（4章コラム⑨参照）
- 呼吸器使用時は，最低30°のベッドアップを保つのが患者の身体機能面に重要である
- 食事のときは，ギャッジアップ30°以上が望ましい（本ポジションと頸部軽度前屈位をとると誤嚥しにくい）

2　動作指導と介助方法の指導ポイントは？

- 患者の自立の程度（介助量）を把握すること
- 最低限の介助であること（過介助にはならない）
- 介助者に無理がないこと（必要時は複数名で対応）
- 安全であること（頭部・頸部・四肢の過度な可動や回旋は骨折につながりやすい）
- ベッドが高い場合やエアマットを使用している場合，ベッド柵や呼吸器を使用している場合，チューブ類が多い場合は，複数名での対応が望ましい

a　ベッド上方への移動

　ビニール等を使用して要介護者の身体を滑らせると負担が軽減できます．

- 注意点
- ・エアマットは，不安定で身体が滑りにくい
- ・シーツごと上方へ移動してしまう場合がある
- ・褥瘡や皮膚の弱い部位の擦過傷に注意する

① 一人介助

　一人介助で上方へ移動する場合は，要介護者の協力が得られるときは，ベッド上方を手で握ってもらい引き上げる，膝を曲げた状態から殿部を持ち上げてもらう等の方法で，介助量を軽減することも可能です（図47）．

② 二人介助

　二人介助で上方へ移動する場合は，介助者は互いの手を要介護者の肩甲骨および仙骨下端または坐骨結節にあてがい，要介護者の腰を持ち上げるように移動させます（図48）．

b　ベッド横方向への移動

　横方向への移動は，頭頸部・体幹部・下肢部の3つに区分けして，分節ごとに少しずつ行うと介助者一人でも行えます（図49）．

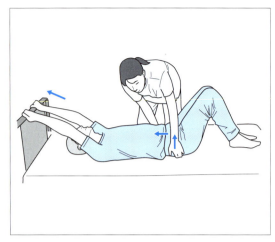

図47 ベッド上方への移動（一人介助）

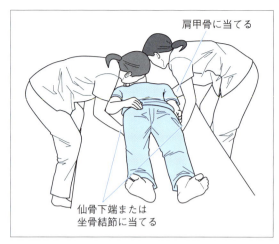

図48 ベッド上方への移動（二人介助）

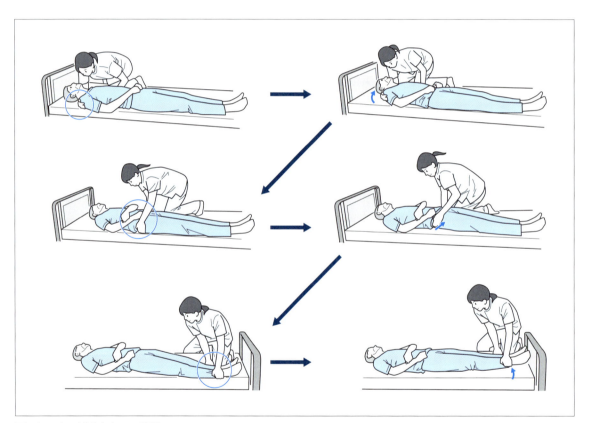

図49 ベッド横方向への移動

c 側臥位のとり方

ポイント
- 要介護者の自動性を利用する
- 上肢→下肢→体幹，または下肢→上肢→体幹の順にゆっくり行う
- 操作が速いと回転性のめまいを起こすことがある

　要介護者の自動性が得られる場合は，側臥位になる方向へまず顔を向けてもらい，腕を腹部に乗せ，天井側に位置する膝を曲げてもらうようにすると楽に介助できます（図50）．

　上肢を持ち上げ，膝を立てた状態から手首と膝を引くことで，楽に介助できます（図51）．

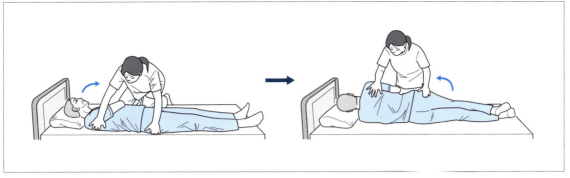

図50　側臥位への介助方法①

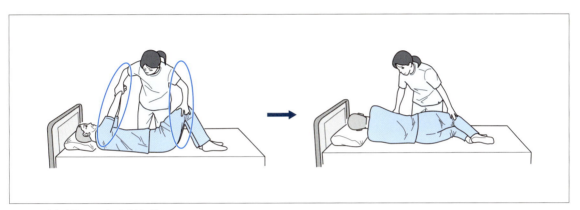

図51　側臥位への介助方法②

d 座位・ベッドサイド座位のとり方（起き上がり）
ポイント
- エアマット使用時は，座面が不安定で転倒しやすいので注意する
- 靴を履かせようと足を急に持ち上げると後方へ転倒しやすいので注意する
- 立位や移乗を行うときは，殿部の半分を前方へ引き出すようにする

　起き上がりは，側臥位から両下肢をベッド端から降ろし，頭頸部と骨盤に手をあてがい操作するとスムースに行えます（図52）．

e ベッド・車椅子の移乗（トランスファー）方法
ポイント
- ベッドの高さは両足が接地し，かつある程度立ち上がりやすい高さに調整する．ベッドの高さが低い場合には殿部を少し前方に出し，膝関節を90°以上屈曲させる
- 車椅子までの移動距離を極力短くする
- 下肢の支持性が弱い人を介助する場合には，膝折れが生じないよう，介助者の膝で要介助者の膝をロックし立位を保持する
- 介助者の手は，腰に近い部分を介助する
- 場合によっては，リフト等の福祉用具の活用も検討する
- 自力または軽介助で移動できるかの確認は，安全管理のもと立位を保持し，その場で足踏みをしてもらうとよい
- 膝折れの確認は，安全管理のもと立位を保持し，その場で軽く屈伸をしてもらうとよい

　トランスファーを行う際は，殿部を前方に移動し，膝関節が90°以上屈曲するようにします．椅子やベッドの高さにもよりますが，上方から見て膝前方と爪先が一致する程度が理想的です．次に殿部が浮くまでお辞儀をしてもらい，殿部が浮いた瞬間から頭を起こしながら身体を起こしていくとスムースに立ち上がることができます．

　立ち上がり後，ゆっくり移動して座る際には，

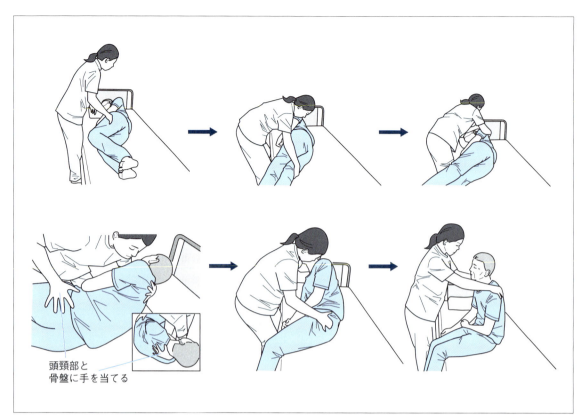

頭頸部と骨盤に手を当てる

図52　起き上がりの介助方法

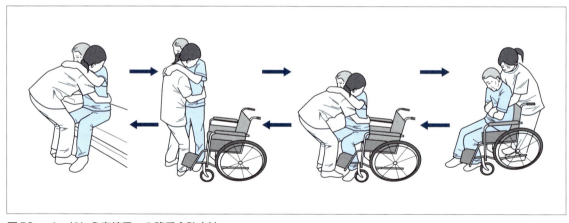

図53　ベッドから車椅子への移乗介助方法

殿部が着地するまでお辞儀し，殿部が着き始めてから身体を起こすとスムースに座ることができます．その後，座面奥まで座れるように確認・移動を行います（図53）．

f 床からの立ち上がり
① 台を用いる方法

まず，座位（あぐら，正座，横ずわり）から身体を斜めに崩し，四つ這い位をとるように両手を台に置きます．膝立ちの状態で爪先を立ててからお辞儀をするようにし両膝関節の伸展と殿部を上げるようにして立ち上がります（図54）．一方の

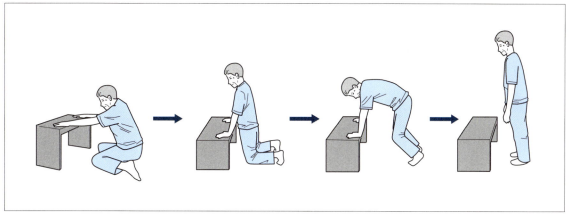

図54 床からの立ち上がり（台を使用）

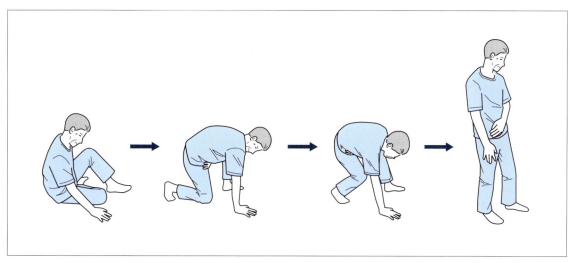

図55 片麻痺の立ち上がり（左片麻痺）

下肢を片膝立ちにして行う場合もあります．

　台と身体の位置が近い場合は，上肢の力で身体を持ち上げやすくなります．また，台の高さや個人によってもやりやすさが異なります．在宅ではコタツやテーブル等を使用することがありますが，その際にはこれらの家具の安定性や強度を確認しておくことが重要です．

② 台を用いない方法

● 自力または一人介助の場合

　力がありバランスがよい人は，床から立ち上がることも可能です．三つ這い位または四つ這い位をとり，爪先を立ててから両膝を伸ばし，身体を起こして立ち上がる方法と，一方の下肢を片膝立ちにして行う方法があります．片膝立ちの場合は，支持基底面が正三角形となるようにすると，より安定して楽に立ち上がることができます．

　介助者は座位から三つ這い位または四つ這い位になる際のバランスの介助と，立ち上がる際に腰を持ち上げる介助，バランスの介助等を行いますが，要介助者の動作の妨げにならないような配慮が必要です．

● 片麻痺を呈する場合

　あぐら，長座位，正座等の姿勢から，四つ這い位または三つ這い位をとります．支持基底面が正三角形になるように，麻痺側を前方にした片膝立ちの状態になり，次いで非麻痺側の爪先を立て，立ち上がります（図55）．

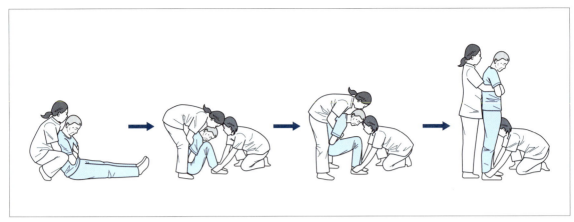

図56　床からの立ち上がり（二人介助）

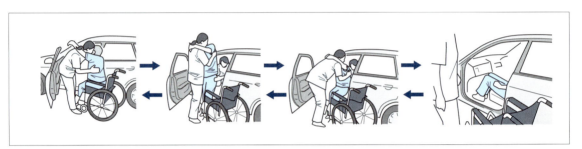

図57　車への移乗方法

●二人介助の場合

　二人で介助する場合，一人は前方から足底部を床へ固定し，もう一人は後方から要介護者の腋下から腕を通し，要介護者の前腕部を固定します．三人のタイミングを合わせ，要介護者の身体を上方へ持ち上げます（図56）．

　要介護者に下肢の支持性が少し得られる場合に有効ですが，支持性がない場合は一連の動作を全介助で行います．

g) 車への移動

　助手席に乗車する際は，乗車時の身体が不安定な場合に備えて，背もたれを少し倒しておくと安全です．介助者はドアが閉じないよう固定します．

　車につかまるところがあれば利用しながらまず立ち上がり，立位を保持させます．介助者は車椅子を後方へ移動し，介助できるスペースを確保します．座面に腰かけて片方ずつ下肢を乗せてから，座面の安定が得られるところまで殿部を移動します．

　複数の介助者がいる場合は，車内からの介助や車椅子の移動等に協力を得るとより安全です（図57）．

h) 電車の利用

　バリアフリー新法の制定等により，公共交通機関も整備され，駅には障害者用エレベーターが設置されるようになりました．車椅子利用者も電車を利用して遠くまで出かけやすくなっています．

　前もって駅に連絡をすると，電車の乗降の際には駅員が簡易スロープを用いて手助けしてくれます．また，電車内に車椅子専用のスペースが設けられた車両もあります．専用車両がない車内では車椅子を進行方向と直角に停車させておくことで，電車の停発車の際の安定が得られます．

Ⅵ. 健康増進への取り組み

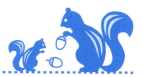

はじめに

　超高齢社会を迎え，日本人の平均寿命も延びています．介護予防政策などさまざまな取り組みがある中で，年齢および個人に見合った安全な方法で，日頃から心身ともに健康増進を図り疾病を予防することが，毎日の幸せな生活を営むことにつながります．

　国レベルの施策として2000年に **21世紀における国民健康づくり運動（通称：健康日本21）** が制定され，2024年からは第三次目標が運用されています．ここでは，健康増進や介護予防について学びます（**コラム㉘**）．

A 健康増進のための活動量の指標

　健康増進のために運動は欠くことのできないものです．しかし，適切な運動でなければ身体によい影響を及ぼしません．そこで，運動の指標を確認しておく必要があります．

1 歩　行

　ヒトは1日を通して，平均6.4km歩くといわれており，1日の平均歩数は7,500歩前後ともいわれています[29]．また，1997（平成9）年の国民栄養調査時のデータでは，男性1日平均8,202歩，女性は7,282歩とされていましたが，近年その歩数は低下しています．

　健康日本21（第三次）では20〜64歳では8,000歩，65歳以上では6,000歩という目標値の設定があります．よく歩数を運動の指標とする場合1日1万歩といわれますが，これは，1日の歩数が日常生活活動量の指標として重要といわれているためです．**3,000歩で約100kcalを消費**することから，**1日9,000歩（約1万歩）** 歩くことで，健康を維持するために必要とされる**1日あたり300kcal**を消費することができるからです[31,32]．

　また，歩くという行為には，全身の筋が使われます．推進力として使われる筋は全身の3分の2にあたります．全身の筋が約400種類ですから，実に約260種類の筋が使われることになります．加えて2足で身体を支え，バランスをとることからも身近な運動となります．

　しかし，1万歩歩くことでかえって身体への負荷がかかりすぎてしまったり，関節痛等の原因となったりする場合もあります．注意しなければいけないのは，やはり個人に合った適切な運動量と，運動習慣が重要ということです．

2 METs

　国際的に使用される指標として，METs（metabolic equivalents）があります．METsは安静座位での酸素消費量を1として，その何倍の酸素消費量にあたるかを示したものです．1METsは3.5mL/kg/分の酸素消費量に相当し，1.0kcal/kg/時（0.0167kcal/kg/分）のエネルギー消費量

> ### コラム㉘　健康日本21とは？
>
> 　健康日本21は，厚生省（現・厚生労働省）によって2000年度に策定され，第一次は2012年度まで継続されました．健康日本21は，生活習慣病の予防を目的とし，原因となる生活習慣を改善する運動であり，早期発見，早期治療という二次予防でなく，疾病の発生を防ぐ一次予防に重点が置かれています．
>
> 　食生活・栄養，身体活動・運動，休養・心の健康づくり，喫煙，飲酒，歯の健康，糖尿病，循環器病，がんの9つの分野について，2010年度をめどとする具体的な数値目標が設定され，目的達成のため，自己管理能力の向上，専門家等による支援と定期管理，専門機関である保健所等による情報管理と普及啓発の推進の3つを柱とする対策が行われました．
>
> 　また，2013年度より健康日本21（第二次）に引き継がれ，10年間の計画で，①健康寿命の延伸と健康格差の縮小，②主要な生活習慣病の発症予防と重症化予防，③社会生活を営むために必要な機能の維持および向上，④健康を支え，守るための社会環境の整備，⑤栄養・食生活，身体活動・運動，休養，飲酒，喫煙および歯・口腔の健康に関する生活習慣および社会環境の改善の5つが基本的な目標項目として設けられ，それぞれについて数値目標が設定されています．最終評価では新型コロナ感染症の影響もあり，評価が困難だった項目もありました．また，一次予防に関する指標の悪化や健康増進に関するデータの見える化や活用が不十分なことも課題に挙げられています．
>
> 　2024年度から始まった第三次ではこの課題をふまえ，「すべての国民が健やかで心豊かに生活できる持続可能な社会の実現」が目標に掲げられ，「健康寿命の延伸と健康格差の縮小」「個人の行動と健康状態の改善」「社会環境の質の向上」「ライフコースアプローチを踏まえた健康づくり」の4つが基本的な方向性として示されています．これまで同様に具体的な数値目標が設定されています．

に相当します．

　各種の活動をMETsに換算した表があるので，運動療法対象者へ指導する際に活用できます（表8-1～3）[33]．

3　国際標準化身体活動質問表（IPAQ）

　WHOで開発された国際標準化身体活動質問表（IPAQ：International Physical Activity Questionnaire）は，質問紙法によりエネルギー消費量を算出できます．

● 特　徴
・平均的な1週間における高強度および中等度の身体活動を行う日数と時間を質問する
・仕事中，移動中，家庭内，レジャータイム等の生活場面別に質問するLong Version（LV）と，強度別のみで質問するShort Version（SV）の2種類がある
・日本語版が開発されており，信頼性，妥当性の検討もなされている（表9）[34]．
・身体活動量の国際比較に活用できる（表10）[34]．

4　歩数計や加速度計

　エネルギー消費量の測定が可能な器具として，歩数計や加速度計があります．

● 歩数計
　歩数をカウントし，おおよその歩行距離やエネルギー消費量を推定します．最近では1日の行動や生体情報等を記録し続ける携帯型の計測器として，ウェアラブル機器等が安価で発売されています．

● 加速度計
　上下方向の加速度の出現頻度を利用して歩数を評価したり，加速度の出現頻度や大きさから，より正確にエネルギー消費量を推定したりすること

表8-1　3METs未満の身体活動（身体活動量の目標の計算に含めないもの）

METs	活動内容
1.0	静かに座って（あるいは寝転がって）テレビ・音楽鑑賞，リクライニング，車に乗る
1.2	静かに立つ
1.3	本や新聞等を読む（座位）
1.5	座位での会話，電話，読書，食事，運転，軽いオフィスワーク，編み物・手芸，タイプ，動物の世話（座位，軽度），入浴（座位）
1.8	立位での会話，電話，読書，手芸
2.0	料理や食材の準備（立位，座位），洗濯物を洗う，しまう，荷作り（立位），ギター：クラシックやフォーク（座位），着替え，会話をしながら食事をする，または食事のみ（立位），身の回り（歯磨き，手洗い，髭剃り等），シャワーを浴びる，タオルで拭く（立位），ゆっくりした歩行（平地，散歩または家の中，非常に遅い＝54m/分未満）
2.3	皿洗い（立位），アイロンがけ，服・洗濯物の片付け，カジノ，ギャンブル，コピー（立位），立ち仕事（店員，工場等）
2.5	ストレッチング*，ヨガ*，掃除：軽い（ごみ掃除，整頓，リネンの交換，ごみ捨て），盛り付け，テーブルセッティング，料理や食材の準備・片付け（歩行），植物への水やり，子どもと遊ぶ（座位，軽い），子ども・動物の世話，ピアノ，オルガン，農作業：収穫機の運転，干し草の刈り取り，灌漑の仕事，軽い活動，キャッチボール*（フットボール，野球），スクーター，オートバイ，子どもを乗せたベビーカーを押すまたは子どもと歩く，ゆっくりした歩行（平地，遅い＝54m/分）
2.8	子どもと遊ぶ（立位，軽度），動物の世話（軽度）

＊印は運動に，その他の活動は身体活動に該当する．

表8-2　3METs以上の運動（身体活動量の目標の計算に含むもの）

METs	活動内容	1エクササイズに相当する時間
3.0	自転車エルゴメーター：50ワット，とても軽い活動，ウェイトトレーニング（軽・中等度），ボーリング，フリスビー，バレーボール	20分
3.5	体操（家で．軽・中等度），ゴルフ（カートを使って．待ち時間を除く）	18分
3.8	やや速歩（平地，やや速めに＝94m/分）	16分
4.0	速歩（平地，95〜100m/分程度），水中運動，水中で柔軟体操，卓球，太極拳，アクアビクス，水中体操	15分
4.5	バドミントン，ゴルフ（クラブを自分で運ぶ．待ち時間を除く）	13分
4.8	バレエ，モダン，ツイスト，ジャズ，タップ	13分
5.0	ソフトボールまたは野球，子どもの遊び（石蹴り，ドッジボール，遊戯具，ビー玉遊び等），かなり速歩（平地，速く＝107m/分）	12分
5.5	自転車エルゴメーター：100ワット，軽い活動	11分
6.0	ウェイトトレーニング（高強度，パワーリフティング，ボディビル），美容体操，ジャズダンス，ジョギングと歩行の組み合わせ（ジョギングは10分以下），バスケットボール，スイミング：ゆっくりしたストローク	10分
6.5	エアロビクス	9分
7.0	ジョギング，サッカー，テニス，水泳：背泳，スケート，スキー	9分
7.5	山を登る：約1〜2kgの荷物を背負って	8分
8.0	サイクリング（約20km/時），ランニング：134m/分，水泳：クロール，ゆっくり（約45m/分），軽度〜中強度	8分
10.0	ランニング：161m/分，柔道，柔術，空手，キックボクシング，テコンドー，ラグビー，水泳：平泳ぎ	6分
11.0	水泳：バタフライ，水泳：クロール，速い（約70m/分），活発な活動	5分
15.0	ランニング：階段を上がる	4分

表8-3 3METs以上の生活活動（身体活動量の目標の計算に含むもの）

METs	活動内容	1エクササイズに相当する時間
3.0	普通歩行（平地，67m/分，幼い子ども・犬を連れて，買い物等）釣り（2.5（船で座って）～6.0（渓流フィッシング）），屋内の掃除，家財道具の片付け，大工仕事，梱包，ギター：ロック（立位），車の荷物の積み下ろし，階段を下りる，子どもの世話（立位）	20分
3.3	歩行（平地，81m/分，通勤時等），カーペット掃き，フロア掃き	18分
3.5	モップ，掃除機，箱詰め作業，軽い荷物運び，電気関係の仕事：配管工事	17分
3.8	やや速歩（平地，やや速めに＝94m/分），床磨き，風呂掃除	16分
4.0	速歩（平地，95～100m/分程度），自転車に乗る：16km/時未満，レジャー，通勤，娯楽，子どもと遊ぶ・動物の世話（徒歩/走る，中強度），高齢者や障害者の介護，屋根の雪下ろし，ドラム，車椅子を押す，子どもと遊ぶ（歩く/走る，中強度）	15分
4.5	苗木の植栽，庭の草むしり，耕作，農作業：家畜に餌を与える	13分
5.0	子どもと遊ぶ・動物の世話（歩く/走る，活発に），かなり速歩（平地，速く＝107m/分）	12分
5.5	芝刈り（電動芝刈り機を使って，歩きながら）	11分
6.0	家具，家財道具の移動・運搬，スコップで雪かきをする	10分
8.0	運搬（重い負荷），農作業：干し草をまとめる，納屋の掃除，鶏の世話，活発な活動，階段を上がる	8分
9.0	荷物を運ぶ：上の階へ運ぶ	7分

(表8-1〜3は，厚生労働省，文献33より)

表9 IPAQ日本語版（Short Version）

回答にあたっては以下の点にご注意ください．
◆強い身体活動とは，身体的にきついと感じるような，かなり呼吸が乱れるような活動を意味します．
◆中等度の身体活動とは，身体的にやや負担がかかり，少し息がはずむような活動を意味します．
以下の質問では，1回につき少なくとも10分間以上続けて行う身体活動についてのみ考えて，お答えください．

質問1a 平均的な1週間では，強い身体活動（重い荷物の運搬，自転車で坂道を上ること，ジョギング，テニスのシングルスなど）を行う日はありますか？ □ 週＿＿日 □ ない （→質問2aへ）

質問1b 強い身体活動を行う日は，通常，1日合計してどのくらいの時間そのような活動を行いますか？
1日＿＿時間＿＿分

質問2a 平均的な1週間では，中等度の身体活動（軽い荷物の運搬，子供との鬼ごっこ，ゆっくり泳ぐこと，テニスのダブルス，カートを使わないゴルフなど）を行う日は何日ありますか？歩行やウォーキングは含めないでお答えください．□ 週＿＿日 □ ない （→質問3aへ）

質問2b 中等度の身体活動を行う日は，通常，1日合計してどのくらいの時間そのような活動を行いますか？
1日＿＿時間＿＿分

質問3a 平均的な1週間では，10分以上続けて歩くことは何日ありますか？ここで，歩くとは仕事や日常生活で歩くこと，ある場所から場所へ移動すること，あるいは趣味や運動としてのウォーキング，散歩など，すべてを含みます．
□ 週＿＿日 □ 行わない （→質問4aへ）

質問4a 最後の質問は，毎日座ったり寝転んだりして過ごしている時間（仕事中，自宅で，勉強中，余暇時間など）についてです．すなわち，机に向かったり，友人とおしゃべりをしたり，読書をしたり，座ったり，寝転んでテレビを見たり，といったすべての時間を含みます．なお，睡眠時間は含めないでください．
平日には，通常，1日合計でどのくらいの時間，座ったり寝転んだりして過ごしますか？
1日＿＿時間＿＿分

質問4b 休日には，通常，1日合計でどのくらいの時間，座ったり寝転んだりして過ごしますか？
1日＿＿時間＿＿分

以上です．ご協力ありがとうございました．

(村瀬・他，2002，文献34より)

が可能です．また，前後方向や左右方向の加速度センサーをあわせもった3次元加速度計では，歩走行時のエネルギー消費量だけでなく，日常生活活動時のエネルギー消費量を推定することも可能です．取り扱いは比較的簡単で，装着していてもそれほど邪魔にはなりません．自分で運動量を確認し，健康に関心をもってもらうためにも有用なツールの1つです．

表10 IPAQ（Short Version）における活動強度

活動内容	活動強度	速度	METs
すべて	高強度		8
	中等度		4
	歩行	呼吸が乱れる	5
		息がはずむ	3.3
		ゆったり	2.5

（村瀬・他，2002，文献34より）

B 介護予防事業

本項では，介護予防の定義や介護予防の対象となる新たな病態，介護予防事業の評価方法等について学んでいきます．また，介護予防事業として各地でさまざまな取り組みがなされていますので，その一部を紹介します．

1 介護予防の定義と概念

介護予防とは「要介護状態の発生をできる限り防ぐ（遅らせる）こと，そして要介護状態にあってもその悪化をできる限り防ぐこと，さらには軽減を目指すこと」とされます．介護予防は主として活動的な状態にあり，要介護状態になることを予防する**一次予防**，主として虚弱な状態にあり，生活機能低下の早期発見，早期対応を目的とする**二次予防**，要介護状態にあり，要介護状態の改善，重度化の予防を目的とする**三次予防**から構成されます（コラム㉙）．

2 介護保険法における介護予防事業

介護保険では，2005年制度改正（2006年4月施行）において介護予防事業が新設されました．このときの改正では「予防重視型システムへの確立」が大きなテーマになっていました．要介護認定において要支援1または要支援2と認定された被保険者（要支援者）には要介護状態に陥らない，または要支援状態を改善するために予防給付によるサービスが提供されます．また，要支援・要介護状態に陥るおそれのある高齢者（旧特定高齢者：現在は二次予防事業の対象者とよばれます）を見つけ出し（介護予防のスクリーニングや要介護認定で非該当者となった場合），市町村において実施される地域支援事業（第3章参照）につなぎます．この地域支援事業の中に介護予防事業が含まれています．

コラム㉙　介護保険法第4条（国民の努力及び義務）

介護保険法第4条（国民の努力及び義務）では「国民は，自ら要介護状態となることを予防するため，加齢に伴って生ずる心身の変化を自覚して常に健康の保持増進に努めるとともに，要介護状態になった場合においても，進んでリハビリテーションその他の適切な保健医療サービス及び福祉サービスを利用することにより，その有する能力の維持向上に努めるものとする」と規定されています．まさに介護予防は国民全員が果たすべき義務だということがわかりますね．

3 介護予防事業の変遷とリハビリテーション専門職

　2005年の介護保険法改正により創設された地域支援事業では，要支援・要介護状態になるおそれの高い人を特定高齢者とし，全国一斉の介護予防が実施されることとなりました．しかし，特定高齢者数，事業への参加者数が当初の想定より極めて少なく，介護予防の効果が十分に見込めないことが明らかになり，2007年4月を目途として「基本チェックリスト」を用いた特定高齢者の候補者あるいは特定高齢者そのものの決定基準等について見直しをせざるを得ない状況となりました[35]．特定高齢者を対象とした施策では，対象者を適切に把握することが最も重要です．このように，ある疾病や要介護状態を発生するリスクの高い者に予防策を講じることによって，その発生防止を目指す取り組みはハイリスク・アプローチとよばれています．

　ハイリスク・アプローチとともに健康づくりにおいてはポピュレーション・アプローチが注目されています．ポピュレーション・アプローチは，集団全体に予防介入を行うことを通じて，その集団全体におけるリスクのレベルを低下させ，集団全体での疾病予防や健康増進を図る組織的な取り組みのことを指します．2014年の介護保険法改正では介護予防事業が再編され，新たに介護予防・日常生活支援総合事業が創設されました．介護予防・日常生活支援総合事業では第1号被保険者（65歳以上の人）すべてを対象とした一般介護事業と，要支援認定を受けた者および「基本チェックリスト」該当者を対象とした介護予防・生活支援サービス事業の2つがあります（第3章参照）．一般介護事業の事業内容の1つである地域リハビリテーション活動支援事業の住民主体の通いの場の取り組みはまさにポピュレーション・アプローチであり，リハビリテーション専門職の関与が望まれています．地域リハビリテーション活動支援事業では，リハビリテーション専門職種等を活かした介護予防の機能強化が示されています[36]．

4 ロコモティブシンドローム

　ロコモティブシンドローム（運動器症候群）は略してロコモとよばれています．2007年に日本整形外科学会によって提唱されたロコモは**「運動器の障害のために，要介護になっていたり，要介護の危険の高い状態」**と定義されています．ロコモが提唱された背景には要介護者の認定者数の増加があったとされています（公益社団法人日本整形外科学会）．ロコモが提唱された2007年度の統計（平成19年国民生活基礎調査の概況）では，介護予防の主な対象者にあたる要支援者（要介護1，要介護2の者）のうち，20.2％が関節疾患をもつ者とされています．運動器の機能障害が強く関与すると思われる骨折・転倒の12.5％を合わせると要支援者の3割にも及ぶ方が，運動器に何らかの機能障害を抱えていることが推測されます（ちなみに原因が脳血管障害である要支援者は14.9％でした）．この状況は2022年の統計[37]によっても変わりはなく，要支援となった主な原因のトップは関節疾患（19.3％）となっています．なお，ロコモで扱う運動器とは脳・脊髄・末梢神経といった神経，骨・関節，筋肉等の総称を指しています．

　また，日本整形外科学会ではロコモを広く周知させるために「ロコモパンフレット」を作成し，ホームページからダウンロードできるようになっています[38]．7つのロコチェックが紹介され，ロコモの状態がバランス能力や筋力，協調性（転倒リスク），歩行能力等に機能低下をもたらしADLに支障をきたすことがよく理解できます．ロコモの判定にはロコモ度テスト（図58）が用いられます．またロコモを防ぐ運動「ロコトレ」もパンフレットには紹介されています．主な運動はバランス能力の向上を目指した片脚立ちと下肢筋力の向上を目指すスクワットの2種目となっています．

　なお，健康日本21（第三次）ではロコモの減少が目標に掲げられ，具体的な数値目標は，足腰に痛みのある高齢者（65歳以上）の人数を人口千人あたり210人としています．

	立ち上がりテスト (下肢筋力を調べる)	2ステップテスト (歩幅を調べる)	ロコモ25 (身体の状態・生活状況を調べる)
			この1か月の身体の痛みなどについてお聞きします. Q1 頸・肩・腕・手のどこかに痛み(しびれも含む)がありますか. Q2 背中・腰・お尻のどこかに痛みがありますか. Q3 下肢(脚のつけね,太もも,膝,ふくらはぎ,すね,足首,足)のどこかに痛み(しびれも含む)がありますか. Q4 ふだんの生活で身体を動かすのはどの程度つらいと感じますか.
ロコモ度1 移動機能の低下が始まっている状態	どちらか一方の脚で40cmの台から立ち上がれないが,両脚で20cmの台から立ち上がれる	1.1以上1.3未満	7点以上16点未満
ロコモ度2 移動機能の低下が進行している状態	両脚で20cmの台から立ち上がれないが,30cmの台から立ち上がれる	0.9以上1.1未満	16点以上24点未満
ロコモ度3 移動機能の低下が進行し,社会参加に支障をきたしている状態	両脚で30cmの台から立ち上がれない	0.9未満	24点以上

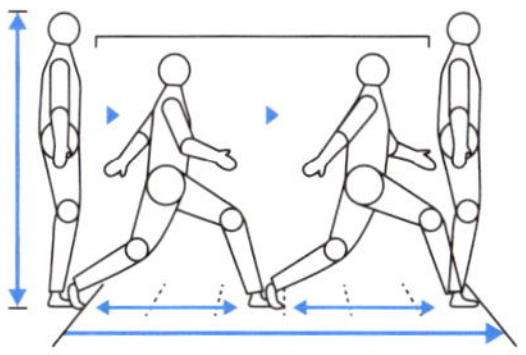

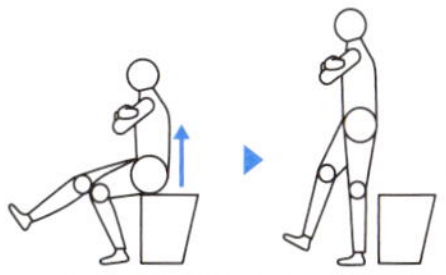

図58 ロコモ度テスト

(公益社団法人日本整形外科学会,文献38をもとに作成)

5 サルコペニア

サルコペニア(sarcopenia)は,もともとは「筋肉の喪失」という意味の造語で,1989年にIrwin H Rosenberg[39]が提案した比較的新しい病態を示す概念です.具体的には老化に伴う骨格筋量の減少を指すもので,筋量の低下(筋萎縮)に伴う筋力低下によって歩行や運動機能の低下,転倒や骨折の危険性が高まり,要介護状態に陥る可能性の高い病態です.また死亡する危険性の増大にもつながるとされています.

サルコペニアについては,国際的な臨床定義や診断基準がない状況が続いていましたが,2010年にEuropean Working Group on Sarcopenia in Older People (EWGSOP)によってサルコペニアの定義や診断法等が発表されました.AWGS 2019に基づくサルコペニア診断基準[40]を図59に示します.筋量の低下のみならず,歩行や筋力(握力)が指標として用いられています.またEWGSOPはサルコペニアの治療の転帰(アウトカム)には身体能力,筋力,筋量の主要な転帰だけではなく,ADL全般,QOL等についても二次的な転帰として扱うよう推奨しています.

6 フレイル

世界保健機関(WHO)が国際的に統一した疾病,傷害および死因の統計分類『国際疾病分類第10版(ICD-10)』に含まれる診断名にFrailty (R54)があります(『ICD-11』では「老年」を意味するMG2Aというコードに変わっています).虚弱や老衰,脆弱等の日本語訳が使われていましたが,2014年に日本老年医学会は「フレイル」という用語を提唱しました.フレイルは,「加齢とともに,心身の活力(たとえば筋力や認知機能等)が低下し,生活機能障害,要介護状態,死亡等の危険性が高くなった状態」であると厚生労働省は定義しています.健康な状態と要介護状態との中間にある状態であると解釈されます.適切な介入により健康な状態に戻ることも可能であることがフレイ

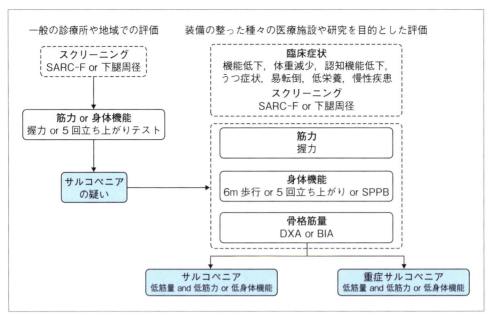

図59 AWGS 2019に基づくサルコペニア診断　　（Chen・他，2020，文献40より改変）

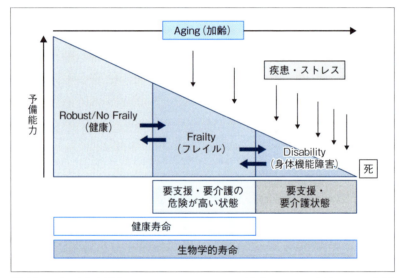

図60 フレイルの概念　　（葛谷，2009，文献41より改変）

ルの概念では重要です（図60）[41]．

　Friedらは，①Shrinking：体重減少，②Slowness：歩行速度の低下，③Weakness：筋力（握力）低下，④Exhaustion：著しい疲労感の自覚，⑤Low activity：活動量の低下の5項目のうち，3項目以上が当てはまる場合をフレイル，1～2項目が該当する場合をプレ・フレイルとしています[42]．ただ，この基準はフレイルの身体的要素の側面だけを示したものであり，フレイルにはその他に閉じこもりがちになる等の社会的要素，意欲や認知機能の低下といった精神的要素等，多面的な要素が含まれます．身体的要素には口腔機能の低下を指すオーラルフレイルも含まれます．また，フレイルには図61のような負の連鎖があり，前述したサルコペニアも含まれています．サルコペニアのスクリーニングにも歩行速度の計測と握力測定が含まれており，サルコペニアとフレイルは強い関連があることがわかります．サルコ

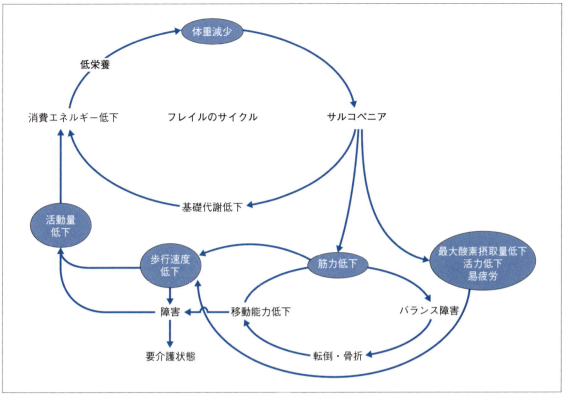

図61 フレイルの悪循環　　　　　　　　　　　　　　　　　　　　　　（Xue・他, 2008, 文献44より改変）

ペニアに陥ると生活機能全般の低下をきたし，その結果フレイルに陥ります．その他にも生活習慣病や，低栄養，抑うつ，認知機能低下等さまざまな要因がフレイルには関係しています．

日本では地域在住高齢者のフレイルの頻度は11.3％との報告がありますが，フレイルは可逆性です．私たち理学療法士が得意とする運動療法を効果的に用いることは，フレイルの改善のみならず予防にも有効であり，健康寿命の延伸が期待されます．

7 高齢者が運動を行ううえでの注意事項

高齢者の介護予防に運動が重要であることは確かです．しかし，高齢者と一般によばれるのは65歳以上の方であり，上限はありません．65～74歳は前期高齢者とよばれ，75歳以上は後期高齢者とよばれます．もし，介護予防を目的とした体操教室を開催した場合，65歳の高齢者と90歳の高齢者が一緒に参加していたらどうしますか？

そこで，以下に高齢者の身体の特徴と運動をするにあたっての注意点についてまとめてみたいと思います．

●個人差が大きい

個人のライフスタイルによって運動機能の低下速度は異なるため，個別のプログラムが必要です．グループで行う場合には運動機能や体力を判断してグルーピングすることが必要でしょう．

●組織の脆弱化

骨粗鬆症（骨組織），サルコペニア（筋量），動脈硬化（血管）等は高齢者に多くみられます．転倒への注意や十分な準備・整理運動の実施，軽い強度のゆっくりとした運動等を工夫する必要があるでしょう．

●疲労からの回復の遅延

一般に高齢者は疲労しやすく，その回復は遅れるといわれます．したがって，高齢者の運動実施後には十分な休息（休養）をとる必要があります．

- 運動許容量の幅が狭い

　動脈硬化等によって血圧が高かったり，心肺機能が低下していたり，柔軟性が低下していたりとさまざまなことが考えられます．高強度の運動の実施は危険を伴うため適切ではないことを覚えておきましょう．

8 介護予防の評価方法

　介護予防事業では地域特性をふまえ，さまざまな実践報告がなされています．実践することはもちろん大切ですが，実践には効果の判定が必要となります．効果の判定によって介護予防事業の方法や対象者の選択等が適切であったかどうか査定することができます．ここでは実践で使用可能なツールを1つ紹介します．

　公益社団法人日本理学療法士協会では，介護予防事業の効果を判定するための評価指標を作成しています．「高齢者のイキイキとした地域生活づくりを支援するアセスメントセット」イーサス（E-SAS：Elderly Status Assessment Set）[45]と名付けられたこの評価指標は，介護予防事業の効果を筋力やバランスといった運動機能のみによって評価するのではなく，高齢者が活動的な地域生活の営みを獲得できたかどうかという視点から評価することを目的としたものであると説明されています．さらに，単に評価するにとどまらず，介護予防事業に携わるスタッフが事業効果をイメージ化し，共通理解をするうえで有用なこと，評価をもとに行動変容に向けた介入につなげることが可能であること，高齢者の状態を維持・向上するうえでの実践ツールとなること，高齢者へのフィードバックの手段として使用可能なこと等，アセスメントに活用可能なように作成されています．

　評価は6項目で構成されており，1つ目に「生活のひろがり」がLSA（Life-space Assessment）[46]日本語版を用いて評価されます．2つ目に「ころばない自信」（転倒に対する自己効力感）がFall Efficacy Scale日本語版[47]で評価されます．3つ目はADLの中で難度の高い項目である「入浴動作」（入浴能力）の評価です．4つ目は「歩くチカラ」の評価で，測定にはTUG（Time Up & Go Test）[48]が用いられます．5つ目に「休まず歩ける距離」（連続歩行距離）が評価されます．6つ目に「人とのつながり」が社会的ネットワーク6（Lubben Social Network Scale〔6-item version〕）[49]日本語版で評価されます．介護予防事業に携わる者すべてが使用できるように，評価用紙（図62）はホームページ上よりダウンロードが可能となっています．

　介護予防については，機能回復訓練偏重の反省から，これからの介護予防は「機能回復訓練等の高齢者本人へのアプローチだけではなく，生活環境の調整や，地域の中に生きがい・役割をもって生活できるような居場所と出番づくり等，高齢者本人を取り巻く環境へのアプローチも含めたバランスのとれたアプローチが重要である」（2014年，厚生労働省）との考えが示されました．生活空間を拡大するためには，身体機能や活動（特に移動や歩行）の向上も大切です．一方では本人を取り巻く環境の整備も大切です．生活空間が拡大することで他者とのかかわりも増加することが期待されます．これらを総合的に評価できるツールとしてE-SASはよい指標でしょう．

9 地域開発をも目指した介護予防事業

　今後，わが国では高齢者人口の増加と独居世帯の高齢者の増加が予測されています．生活機能が低下した高齢者世帯において，買い物ができない，自由に外出ができない等，日常生活が不十分な状態となり，自分のことを自分でする，家族で支えあう，自費で民間サービスを利用する等の「自助」でも生活機能を改善できない可能性が高くなることが予測されます．

　一方で，福祉サービス等の「公助」や，介護保険や医療保険等の「共助」は，生産世帯の減少等，財政能の低下等で従来のような高齢世帯への支援が十分に行えない可能性があります．そのため，高齢世帯が暮らすコミュニティ（市区町村単位ではなく，小学校区あるいはそれよりも小さな地域）での当事者やボランティアによる「互助」がこれからの高齢者介護対策としては重要となりま

E-SAS 評価用紙

評価日：＿＿＿年＿＿月＿＿日

氏名＿＿＿＿＿＿＿＿ 男・女 年齢＿＿＿歳

（1）「生活のひろがり」 項目ごとにそれぞれ一つだけお選びください。

生活空間レベル1	a	この4週間、あなたは自宅で寝ている場所以外の部屋に行きましたか。	① はい ② いいえ
	b	この4週間で、上記生活空間に何回行きましたか。	① 週1回未満 ② 週1～3回 ③ 週4～6回 ④ 毎日
	c	上記生活空間に行くのに、補助具または特別な器具を使いましたか。	① はい ② いいえ
	d	上記生活空間に行くのに、他者の助けが必要でしたか。	① はい ② いいえ
生活空間レベル2	a	この4週間、玄関外、ベランダ、中庭、（マンションの）廊下、車庫、庭または敷地内の通路などの屋外に出ましたか。	① はい ② いいえ
	b	この4週間で、上記生活空間に何回行きましたか。	① 週1回未満 ② 週1～3回 ③ 週4～6回 ④ 毎日
	c	上記生活空間に行くのに、補助具または特別な器具を使いましたか。	① はい ② いいえ
	d	上記生活空間に行くのに、他者の助けが必要でしたか。	① はい ② いいえ
生活空間レベル3	a	この4週間、自宅の庭またはマンションの建物以外の近隣の場所に外出しましたか。	① はい ② いいえ
	b	この4週間で、上記生活空間に何回行きましたか。	① 週1回未満 ② 週1～3回 ③ 週4～6回 ④ 毎日
	c	上記生活空間に行くのに、補助具または特別な器具を使いましたか。	① はい ② いいえ
	d	上記生活空間に行くのに、他者の助けが必要でしたか。	① はい ② いいえ
生活空間レベル4	a	この4週間、近隣よりも離れた場所（ただし町内）に外出しましたか。	① はい ② いいえ
	b	この4週間で、上記生活空間に何回行きましたか。	① 週1回未満 ② 週1～3回 ③ 週4～6回 ④ 毎日
	c	上記生活空間に行くのに、補助具または特別な器具を使いましたか。	① はい ② いいえ
	d	上記生活空間に行くのに、他者の助けが必要でしたか。	① はい ② いいえ
生活空間レベル5	a	この4週間、町外に外出しましたか。	① はい ② いいえ
	b	この4週間で、上記生活空間に何回行きましたか。	① 週1回未満 ② 週1～3回 ③ 週4～6回 ④ 毎日
	c	上記生活空間に行くのに、補助具または特別な器具を使いましたか。	① はい ② いいえ
	d	上記生活空間に行くのに、他者の助けが必要でしたか。	① はい ② いいえ
			合計　　点

1　（社）日本理学療法士協会

（2）「ころばない自信」 項目ごとにそれぞれ一つだけお選びください。

a	服を着たり、脱いだりする。	① 全く自信がない ② あまり自信がない ③ まあ自信がある ④ 大変自信がある
b	簡単な食事の用意をする。	① 全く自信がない ② あまり自信がない ③ まあ自信がある ④ 大変自信がある
c	お風呂に入る。	① 全く自信がない ② あまり自信がない ③ まあ自信がある ④ 大変自信がある
d	椅子から立ったり座ったりする。	① 全く自信がない ② あまり自信がない ③ まあ自信がある ④ 大変自信がある
e	布団に入ったり布団から起きあがる。	① 全く自信がない ② あまり自信がない ③ まあ自信がある ④ 大変自信がある
f	玄関チャイムや電話に対応する。	① 全く自信がない ② あまり自信がない ③ まあ自信がある ④ 大変自信がある
g	家の周りを歩く。	① 全く自信がない ② あまり自信がない ③ まあ自信がある ④ 大変自信がある
h	洋服タンスや引き出しのものを取る。	① 全く自信がない ② あまり自信がない ③ まあ自信がある ④ 大変自信がある
i	ちょっとした家事（掃除など）をすませる。	① 全く自信がない ② あまり自信がない ③ まあ自信がある ④ 大変自信がある
j	簡単な買い物をする。	① 全く自信がない ② あまり自信がない ③ まあ自信がある ④ 大変自信がある
		合計　　点

2　（社）日本理学療法士協会

（3）「自宅での入浴動作」 項目ごとにそれぞれ一つだけお選びください。

《 通所施設などでしか入浴していない場合は、自宅で行うことを考えて当てはまる能力になります 》

a	着替えはできますか。	① 一人でしている ② 見守りが必要 ③ 介助が必要
b	浴室への移動はできますか。	① 一人でしている ② 見守りが必要 ③ 介助が必要
c	体を洗えますか。	① 一人でしている ② 見守りが必要 ③ 介助が必要
d	髪の毛（頭）を洗えますか。	① 一人でしている ② 見守りが必要 ③ 介助が必要
e	浴槽への出入りはできますか。	① 一人でしている ② 見守りが必要 ③ 介助が必要
		合計　　点

（4）「歩くチカラ」 Timed Up & Go Test の結果をご入力ください。

《 秒数の小数点以下1桁（2桁目は四捨五入）まで 》

秒	秒	※歩行補助具使用の有・無 （有の場合：　　　　）

（5）「休まず歩ける距離」 下記の中から一つだけお選びください。

① 10m 未満
② 10m～50m 未満
③ 50m～100m 未満
④ 100m～500m 未満
⑤ 500m～1km 未満
⑥ 1km 以上

3　（社）日本理学療法士協会

（6）「人とのつながり」 項目ごとにそれぞれ一つだけお選びください。

a	少なくとも月に1回以上、顔を合わせる機会や消息をとりあう親戚や兄弟は何人ぐらいいますか。	⓪ 0人 ① 1人 ② 2人 ③ 3～4人 ④ 5～8人 ⑤ 9人以上
b	少なくとも月に1回以上、顔を合わせる機会をもち、消息をとりあう友人は何人ぐらいいますか。	⓪ 0人 ① 1人 ② 2人 ③ 3～4人 ④ 5～8人 ⑤ 9人以上
c	あなたが個人的なことでも、気兼ねなく話すことができる親戚や兄弟は何人ぐらいいますか。	⓪ 0人 ① 1人 ② 2人 ③ 3～4人 ④ 5～8人 ⑤ 9人以上
d	あなたが個人的なことでも、気兼ねなく話すことができる友人は何人ぐらいいますか。	⓪ 0人 ① 1人 ② 2人 ③ 3～4人 ④ 5～8人 ⑤ 9人以上
e	あなたが手助けを求めることができるような、身近に感じる親戚や兄弟は何人ぐらいいますか。	⓪ 0人 ① 1人 ② 2人 ③ 3～4人 ④ 5～8人 ⑤ 9人以上
f	あなたが手助けを求めることができるような、身近に感じる友人は何人ぐらいいますか。	⓪ 0人 ① 1人 ② 2人 ③ 3～4人 ④ 5～8人 ⑤ 9人以上
		合計　　点

目標についてのメモ欄

4　（社）日本理学療法士協会

図62　高齢者の活動的な地域生活の営みを支援するアセスメントセット「イーサス（E-SAS：Elderly Status Assessment Set）」

（公益社団法人日本理学療法士協会，文献45より許諾を得て転載）

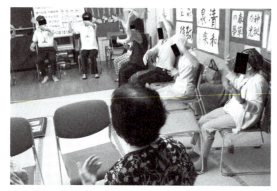

図63 シルバーリハビリ体操の様子（地域の公民館で開催）

す．しかし，現在一部のコミュニティでは，コミュニティ自体の所属世帯が高齢化してきており，互助の機能も危ぶまれる状況となっています．

10 介護予防を通じ高齢者の社会参加を図る取り組みの紹介

ここで，茨城県が介護予防事業として全県的に取り組んでいる事例を紹介します．

茨城県では2005年度より「シルバーリハビリ体操指導士養成事業」を開始し，市町村等で地域在宅高齢者へリハビリ体操を指導するボランティア（概ね50歳以上）を養成しています．この事業を通して養成されたシルバーリハビリ体操指導士は，市町村との連携のもと，住民参加型介護予防システムの構築に取り組んでいます[50]．

① シルバーリハビリ体操

茨城県立健康プラザの管理者である大田仁史氏が考案した介護予防を目的にした体操（運動）であり，その特徴は「誰にでもできる」「どんな姿勢でもできる」となっています．また道具を用いずに行うのでいつでもどこでも一人でもできます．さらに，どの関節を動かし，どの筋を鍛えることで日常生活ではどのようなことに役立つのかが明確にされており，住民に体操を通じて介護予防やリハビリテーションの正しい知識を学んでもらえるという効果も期待できます（図63）．

② シルバーリハビリ体操指導士の養成

この事業では3級から1級までの指導士が養成されます．3級指導士は地域活動の実践者，2級

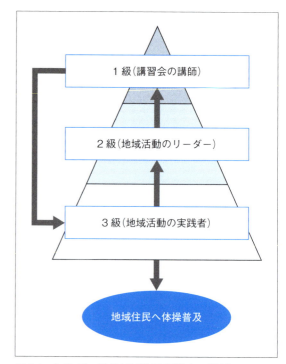

図64 シルバーリハビリ体操指導士の役割
（内田・他，文献51より）

指導士は地域活動のリーダー，1級指導士は3級の養成講習会の講師を務める等それぞれに役割が付与されます（図64）．講師はリハビリテーション科医師，理学療法士，作業療法士，1級指導士（3級講習会のみ）が中心となっています．

運動は誤って行うと過用や誤用といった問題を生じるため，対象者に正しい知識を伝えることは大切です．正しい知識をもった住民が，住民に伝え，教え，実践することで医療・介護の制度から漏れてしまう住民にも広く運動に参加する機会を提供できます．指導士には新たな社会的役割が付与され，生きがいをもった生活を構築できる可能性が出てきます．

③ シルバーリハビリ体操の広がり

2024年3月13日現在，茨城県下全市町村に10,369名のシルバーリハビリ体操指導士が誕生しています．また，16道県，92市町村でシルバーリハビリ体操指導士養成事業が展開され，全国に広まりつつあります（2023年4月現在）．石川県でも2024年元日に起きた能登半島地震で深刻な被害を受けた能登町，中能登町，志賀町，七尾市，珠洲市でもシルバーリハビリ体操指導士養成事業

が実施されており，自らも被災者でありながら地元の指導士が避難所に体操指導に入ったという新聞報道もありました．介護予防のみならず，災害時の保健活動にも有益な事業であることがわかります．

適切な体操（運動）を実施することで一次予防または二次予防に効果があります．また，適切な体操（運動）を行える環境（適切な指導者，開催する場所，開催する頻度，参加者数）をつくることが介護予防には大切です．

C 産業保健分野での理学療法

1 産業保健

2021年4月1日に施行された改正高齢者雇用安定法では，すべての企業で「65歳以上の雇用確保」の義務化に加え，70歳までの就業機会の確保が努力義務化されました．背景には，少子化に伴う労働人口の減少から，高齢者の雇用維持による労働人口の確保の狙いがあります．賃金を伴う就労は生きがいやQOLの向上にもつながります．また，企業にとっても知識や経験豊富な高齢者は働き手不足にあって貴重な人材となります．健康に継続して働くためにも産業保健は大切な分野です．

産業保健は，産業医学を基礎とし，働く人々の生きがいと労働の生産性の向上に寄与することを目的とした活動とされます．労働者の安全や健康を守るための労働安全衛生法では，従業員50人以上の職場には産業医と衛生管理者を1名選任しなくてはならないと定めており，これまでの産業保健では加えて産業保健師が産業保健分野のコーディネーターとしての役割を担ってきました．

2 産業保健分野と理学療法士

厚生労働省が公表した令和4（2022）年度の労働災害発生状況によれば，事故の型別で第1位は「転倒」，第2位は腰痛等の「動作の反動・無理な動作」となっています[53]．特に「動作の反動・無理な動作」はそれ以前は2位であった「墜落・転落」を上回っています．さらに，雇用全体に占める60歳以上の高齢者の占める割合は18.4％までに上昇し，労働災害による休業4日以上の死傷者数に占める60歳以上の高齢者の占める割合も28.7％と年々上昇しています．特に60歳以上の女性の場合，20代に比べ転倒による労働災害は約1.5倍と報告されています．

また，社会福祉施設では「動作の反動・無理な動作」が最も多く，次いで「転倒」となっています．社会福祉施設の労働災害防止については2020（令和2）年に厚生労働省副大臣より協力要請が関係各所に発出されています[54]．

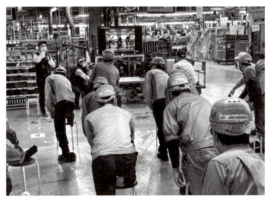

図65　重機製造工場での腰痛予防の指導の様子

このような背景から，2021年には日本産業理学療法研究会が設立され，転倒・腰痛予防および健康増進の好事例発掘，学術的知見の蓄積，ガイドラインの作成が開始されています．また，理学療法士による産業保健分野での活動実践も増えてきています（図65）．

Ⅶ. 終末期のリハビリテーション

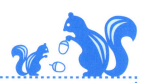

はじめに

　厚生労働省は，2007年に策定された『終末期医療の決定プロセスに関するガイドライン』を10年にわたり検討し，2018年3月に『人生の最終段階における医療・ケアの決定プロセスに関するガイドライン』を改訂[55]しました．そこからもわかるように，「終末期」という言葉は「人生の最終段階」であることを意味します．本章でもその意味で「終末期」という言葉を用いることとします．

　終末期のリハビリテーションは，人生の最期が予測されている中で，病期の進行や身体機能の低下が避けられない患者のQOLを考慮した「その人らしい人生の最期を生き切る」[56]ための介入が大きな目的となります．「終末期にリハビリテーションは必要ない」[57]，あるいは「終末期にもリハビリテーションは必要である」とする2つの対極した考え方がありますが，ここでは「終末期にもリハビリテーションは必要である」との前提のもと，終末期リハビリテーションについて説明します．

1 終末期とは？

　終末期は，「現代社会において可能な集学的治療の効果が期待できず，積極的治療がむしろ不適切と考えられる状態で生命予後が6か月以内と考えられる段階」と一般的には定義されています．病気の終末期，人生の終末期を迎えたとき，延命するか，残された時間を充実させるかは非常にデリケートな問題でもあります．以下に，現在の終末期医療に関連のある用語を説明します．

ⓐ リビングウィル

　終末期医療では，人工呼吸器や胃瘻の設置により延命措置が図られることがあります．一度これらの措置が実施された場合，措置を外すことは決して容易ではありません．一方では，回復の望みがないのであれば安らかな死を迎えたいと望む方もいらっしゃいます．そこで，自己の死に際してたとえ意思表示できなくなっても最期まで自分の望む医療を受けるための指示を，知的判断力のあるうちに文書化しておくものがリビングウィル（LW：Living Will）です．生きているうちに発行する遺言ともいえます．LWには，生命維持装置の拒否や苦痛除去治療実施の希望等が記載されます．終末期医療における延命治療が悪いということではなく，自己の死をどのように迎えるかが大切であり，『人生の最終段階における医療・ケアの決定プロセスに関するガイドライン』にもLWで示された本人の意思を尊重するよう記載されています．

ⓑ アドバンス・ディレクティブ

　アドバンス・ディレクティブ（AD：Advance Directive）は，「将来自らの判断能力が失われた事態を想定して，自分に行われる医療行為への意向について医師に行う事前指示」です．①医療行為に関して患者が医療者側に指示をする，②患者が自らが判断できなくなった際の医療代理人を表明する，という2つの内容を含むもので，①がLWにあたります[57]．

ⓒ アドバンス・ケア・プランニング

　アドバンス・ケア・プランニング（ACP：

Advance Care Planning）は，「患者・家族・医療従事者の話し合いを通じて，患者の価値観を明らかにし，これからの治療・ケアの目標・選考を明確にするプロセス」です[57]．前述したADとLWの双方を包括する概念です．

d ホスピス（hospice）

治癒を目指した治療が有効ではなくなった終末期患者に対して，痛みをはじめとするさまざまな苦痛を緩和し，その人らしい生を支えるための施設や活動を指します．

e 緩和ケア

WHOは，「緩和ケアとは，生命を脅かす疾患による問題に直面する患者とその家族に対して，痛みやその他の身体的問題，心理社会的問題，スピリチュアルな問題を早期に同定し，適切な評価と治療によって苦痛の予防と緩和を行うことで生活の質（QOL：quality of life）を改善させるアプローチである」としています．

緩和ケアには以下が含まれます．
- 痛みやその他の苦痛な症状を和らげる
- 生命を尊重し，死を自然過程と認める
- 死を早めたり，引き延ばすことを意図しない
- ケアにおける心理的側面とスピリチュアルな側面を統合する
- 最期まで人生をいきいきと，できるだけ活動的に生きることを支える
- 家族に対して患者の闘病中や死別後の生活に適応できるように支える
- チームアプローチを用いて患者と家族のニーズに対処する．必要であれば死別後のカウンセリングを行う
- QOLを高めて，病期の過程によい影響を与える

2 ケアの種類

終末期に提供されるケアの種類を説明します．

① 緩和ケア

病期の進行度には関係なく，その人の苦痛を和らげることに焦点を当てるケアをいいます．

② ターミナルケア（終末期ケア）

無駄で苦痛を与えるだけの延命医療を中止し，人間らしく死を迎えることを支えるケアをいいます．

③ ホスピスケア

その方の身体的，精神的，社会的側面等を総合的にとらえた全人的なケアをいいます．

④ サポーティブケア（支持療法）

治療に伴う副作用を軽減するケアをいいます．

⑤ エンド・オブ・ライフ・ケア

人生を完成させる時期に，よりよく生きることを支えるケアをいいます．

⑥ グリーフケア

身近な人と死別して悲嘆に暮れる人が，その悲しみから立ち直れるようサポートする遺族ケアをいいます．

3 インフォームド・コンセントと終末期

医師が患者の病状，予想される予後，適応のある診断方法，治療方法，治療の成功率・不確実性，治療行為・診療行為に伴う副作用や合併症等を患者に説明し，患者がそれらを十分理解したうえで，自らの価値観や希望に添った決定を下す過程を，一般的にインフォームド・コンセント（IC：informed consent）といいます．

しかし，がん等の疾患では家族が患者本人へは告知しないことを強く希望し，本人には予後等が伝えられない場合があります．その場合は，伝えてもよいことと伝えてはならないことが生じるため，不用意な発言への注意・配慮，チーム間での統一が必要となります．

4 がん患者リハビリテーションの4つの病期と目的

日本人の約3割の死亡原因に，がんが挙げられています．早期診断，早期治療によって緩解する種類のがんもありますが，他の器官への転移や難治性のがんもみられます．

がんの病状の進行に伴って低栄養，体重減少，心身の消耗状態が徐々に進行していくこともあります．このような状態を「がん悪液質」とよびます．がんの患者に対するリハビリテーションには，次の4つの病期があります．

① 予防的リハビリテーション

がんと診断された後，早期に開始されるものであり，機能障害の予防を目的とします．

② 回復期リハビリテーション

治療後に機能障害や能力低下が残存した患者に対して，最大限の機能回復を目指すものです．

③ 維持的リハビリテーション

がんが増大して機能障害や能力低下が進行しつつある患者に対して行われます．機能や能力の維持が目的となる場合もありますが，改善を目指すことができる場合もあります．

④ 緩和的リハビリテーション

終末期のがん患者に対して，意向を尊重しながら生活の質を保つことを目標とします．

5 終末期におけるリハビリテーションの目的と内容

終末期のリハビリテーションはまだ歴史が浅い分野です．終末期の在宅医療は診療所や訪問看護ステーションが担い手となります．往診（日中・夜間）や看取りにも対応する在宅療養支援診療所が制度化され，24時間対応の訪問看護ステーションや訪問介護事業所，居宅介護支援事業所等と連携を含めた対応により終末期においても在宅医療が可能となり，終末期のリハビリテーションも訪問で実施されます．

① 維持的リハビリテーション

余命が月単位の場合は，ADLの向上を図りながらQOLを維持，向上させることが目的となります．維持的リハビリテーションでは，ADL，基本動作，歩行の安全性確立，能力向上，廃用症候群の予防，改善，浮腫の改善，安全な栄養摂取の手段の確立，在宅準備，長期および身体能力の低下を想定した家屋改修等を行います[58,59]．

② 緩和的リハビリテーション

余命が週単位，日単位の場合は，ADLが低下する中でもQOLを維持，向上させることが目的になります．緩和的リハビリテーションでは，疼痛や浮腫，呼吸困難感，全身倦怠感等の苦痛緩和や安楽なポジショニングの工夫，家族を含めた心理支持等を行います．体力が低下していることも多いため，優先順位をつけたリハビリテーションが重要となります[59,60]．

6 終末期の主な症状とリスク

終末期には以下に示すような症状が出現します．また，これらの症状に対してのリスク管理も必要となります．

・疼痛
・呼吸苦
・倦怠感
・精神心理的問題
・病的骨折
・浮腫
・拘縮
・褥瘡
・誤嚥
・栄養不良　等

終末期のADLの水準を示す指標には全身状態（PS：Performance Status）がいくつかあります．PSとは，患者自身が自分で身の回りのことをどこまでこなせるかを表す尺度であり，生命予後を予測する指標として用いられる場合もあります．表11～13に代表的なECOG，Karnofsky，WHOの基準を示します．

7 終末期のリハビリテーションの役割

在宅での終末期リハビリテーションの役割は，患者自身がリハビリテーションを希望するのか，または家族，医師といった患者以外からの要望や処方なのかによって，患者のリハビリテーションに対する向き合い方は変わります．また，予後を見据えた予防期，回復期，維持期，緩和期のどの時点からリハビリテーションが介入できるかによ

表11 ECOG PS (Eastern Cooperative Oncology Group Performance Status)

スコア	患者の状態
0	全く問題なく活動できる．発病前と同じ日常生活が制限なく行える．
1	肉体的に激しい活動は制限されるが，歩行可能で，軽作業や座っての作業は行うことができる． 例：軽い家事，事務作業
2	歩行可能で自分の身の回りのことはすべて可能だが作業はできない．日中の50％以上はベッド外で過ごす．
3	限られた自分の身の回りのことしかできない．日中の50％以上をベッドか椅子で過ごす．
4	全く動けない．自分の身の回りのことは全くできない．完全にベッドか椅子で過ごす．

Performance Status Score
出典 Common Toxicity Criteria, Version2.0 Publish Date April 30, 1999
http://ctep.cancer.gov/protocolDevelopment/electronic_applications/docs/ctcv20_4-30-992.pdf
JCOG ホームページ http://www.jcog.jp/

表12 KPS (Karnofsky Performance Status)

	スコア	患者の状態
正常の活動が可能．特別な看護が必要ない．	100	正常．疾患に対する患者の訴えがない．臨床症状なし
	90	軽い臨床症状はあるが，正常な活動が可能
	80	かなり臨床症状あるが，努力して正常な活動が可能
労働することは不可能．自宅で生活できて，看護はほとんど個人的な要求によるものである．さまざまな程度の介助を必要とする．	70	自分自身の世話はできるが，正常な活動・労働は不可能
	60	自分に必要なことはできるが，ときどき介助が必要
	50	病状を考慮した看護および定期的な医療行為が必要
身の回りのことを自分でできない．施設あるいは病院の看護と同等の看護を必要とする．疾患が急速に進行している可能性がある．	40	動けず，適切な医療および看護が必要
	30	全く動けず，入院が必要だが死は差し迫っていない
	20	非常に重症，入院が必要で精力的な治療が必要
	10	死期が切迫している
	0	死

表13 WHO PS (World Health Organization Performance Status)

スコア	患者の状態
0	全く問題なく活動できる．発病前と同じ日常生活が制限なく行える．
1	肉体的に激しい活動は制限されるが，歩行可能で，軽作業や座っての作業は行うことができる．たとえば，軽い家事，事務等
2	歩行可能で，自分の身の回りのことはすべて可能だが，作業はできない．日中の50％以上はベッド外で過ごす．
3	限られた身の回りのことしかできない．日中の50％以上をベッドか椅子で過ごす．
4	全く動けない．自分の身の回りのことは全くできない．完全にベッドか椅子で過ごす．
5	死亡

ってもその役割は違います．積極的なリハビリテーションの介入が行われてきたとしても，終末期には入退院が繰り返されることも多く，最期を迎える間際には意識や覚醒レベルが低下してくる場合もあります．そのため，亡くなる数日前の容態によっては，リハビリテーションを辞退される場合もあります．反対に，最期を迎える数時間前まで介入が行われる場合もあります．そのときの状態に合わせ，患者と家族，多職種が協同して携わり，QOLを考慮した「その人らしい人生の最期を生き切る」ためのリハビリテーションが重要となります．

（橋本貴幸・浅川育世）

コラム㉚　災害支援

①災害時のリハビリテーションについて

わが国は，地震や水害等の自然災害が発生する可能性が高く，平時から防災への備えが必要です．2011年3月に発生した東日本大震災において，リハビリテーション関連団体が組織され，その後2013年に大規模災害リハビリテーション支援関連団体協議会（JRAT）が発足し，現在は日本災害リハビリテーション支援協会として，平時から発災時の支援活動を行っています．

なお，JRATでは，「災害リハビリテーション」を，「被災者・要配慮者などの生活不活発病や災害関連死などを防ぐためにリハビリテーション医学・医療の視点から関連専門職が組織的に支援を展開することで，被災者・要配慮者などの早期自立生活の再建，復興に資する活動のすべて」[61]と定義しています．

②災害時の支援について

発災時には，災害の時期に合わせたリハビリテーション支援が必要とされ，3つの期に分かれます[62]．

1) 応急修復期：リハビリテーショントリアージとして避難所の住環境の評価と整備の提案，避難所の物資の適切な選定と設置等を行います．
2) 復旧期：避難所や施設での生活の変化等による生活不活発病を予防します（図66）．
3) 復興期：地域に根付いたリハビリテーションへの移行支援を行います（図67）．

これらは被災者への直接的な支援ですが，災害時には多くの専門職が支援のために集まります．多くの専門職が異なる活動をすることによって被災者への混乱を招かないよう効果的な支援が必要です．そのためには，どの被災地区にどのような専門職を派遣し支援するか等を決定する機能が重要となります．

③平時の活動について

災害はいつでもどこでも発生するということをふまえて，平時の活動が必要です．災害時に支援する専門職は，平時より災害支援に関する研修やシミュレーションを定期的に行い，災害発生時に迅速に対応できるようにする必要があります．

また，障害のある人や高齢者等，要配慮者が被災したときにどのように行動するかを想定した避難方法や家屋環境の調整等が必要です[63]．

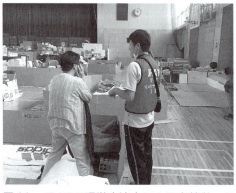

図66　JRATの理学療法士による高齢者への指導

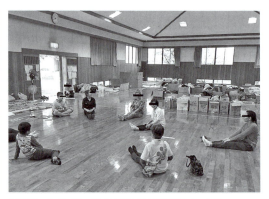

図67　シルバーリハビリ体操指導士による避難所での体操

5章 症例検討・演習課題

I. 施設入所例
II. 在宅復帰例
III. 在宅例

I．施設入所例

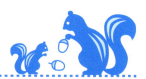

はじめに

　この章では地域理学療法で実際に対象とされるケースを想定し，症例の検討を行い，また実際の症例を紹介します．これらはあくまでも一例にすぎません．実場面ではもっと複雑な症例に遭遇することも予想されます．

　症例検討には演習課題を設けましたので，グループで演習課題ごとに話し合い，地域で支援していくためにはどのようなことを考えていけばよいのか，そのイメージをつかんでください．

Case 1：Aさん（55歳，男性）
急性期病院での治療後はどうなるか？

　Aさんは，仕事中に脳出血を発症し，救急車にて急性期病院へ運ばれました．生命の危機があったため開頭血腫除去術が施行され，一命を取りとめ約2か月間の入院となりました．しかし，右片麻痺および失語症（運動性）が残り，一人では何もできない状態です．病前に妻とは離婚し借家で一人で生活していました．働いている娘がいますが生活は共にしていません．娘がキーパーソンおよび主な介護者となります．

演習課題①
　今後，医学的リハビリテーションによる回復が期待される場合，次にどのような支援が必要となりますか？

演習課題②
　在宅で生活するために必要な最低限の身体機能はどのようなものでしょうか？

演習課題③
　在宅で生活するためには，失語症はどの程度の改善が必要でしょうか？

演習課題④
　在宅での生活は，家族構成によっても大きく左右されます．下記のような家族構成においては，どのようなことが考えられますか？

❶Aさんの家族構成が本人1人の場合

❷Aさんの家族構成が夫婦2人の場合

❸Aさんの家族構成が夫婦子ども合わせて4人の場合

在宅復帰に向けた外出・外泊練習はできるか？

　Aさんは，急性期病院退院後，回復期病院への転院が決まりました．

　専門的なリハビリテーションを実施し，車椅子操作自立，装具装着による杖歩行と階段昇降が介助下で可能となり，失語症も改善し，尿意や便意を訴えられるようになりました．借家に住む介護者（娘）のもとでの在宅復帰も視野に入れ，外出や外泊訓練を少しずつ行うことになりました．

演習課題⑤
　Aさんに外泊の許可が出ました．しかし，介護者は借家の2階に住んでいてエレベーターがありません．以前暮らしていた借家も既に引き払ってしまいました．介護者の借家に外泊する場合に大変なことと必要なことを考えてみましょう．

たとえば
　階段昇降の注意点は？
　玄関での注意点は？

演習課題⑥
　Aさんは，介護者の借家で2日間外泊ができ，介護者が1人でその生活を支えました．どのような1日の生活や生活リズムが想定されますか？

たとえば
食事は？
トイレは？
トイレの回数は？　お風呂は？
外泊生活での刺激量は？
1日の運動量は？

コラム①　5疾病・6事業とは？

　都道府県は国の定める基本方針に即し，地域の実情に応じて，当該都道府県における医療提供体制の確保を図るため医療計画を策定することとなっています．医療計画は現在6年ごとに再検討することとされています．2008年度からの第5次医療計画では疾病構造の変化に対応した医療体制を確保するために，4疾病（がん，脳卒中，急性心筋梗塞，糖尿病）・5事業（救急医療，災害時における医療，へき地の医療，周産期医療，小児救急医療を含む小児医療，その他）ごとに，医療連携体制の構築に関する記載が追加されました．2013年度の第6次医療計画からは精神疾患および在宅医療が加わり，「5疾病・5事業および在宅医療」の医療連携体制の構築が進められてきました．2024年度から始まった第8次医療計画においては5事業に「新興感染症対策」が追加されました（感染拡大時対応のため，医療機関や病床確保・転用等の対策を想定）．これにより「5疾病・6事業および在宅医療」に関する事項については，国が現状把握のために指標や数値目標を示し，都道府県はそれらを参考にして医療計画を策定します．

「5疾病」：がん，脳卒中，心筋梗塞等の心血管疾患，糖尿病，精神疾患

「6事業」：救急医療，災害医療，へき地医療，周産期医療，小児医療，新興感染症医療

コラム②　医療機能の分化・連携

　超高齢社会を迎え，求められる医療サービスの需要量や内容には大きな変化が見込まれます．地域によりその状況は異なるため，地域の実情をふまえた医療提供体制の確保が必要です．しかし，医療資源は簡単に増減することはできません．そこで現存の医療資源をいかに効率的・効果的に活用するかが鍵となってきます．これには，医療提供者間の機能分化や連携が欠かせません．このような機能分化や連携を推進するための施策として2014年6月に成立した「医療介護総合確保推進法」によって「地域医療構想」が制度化されました．地域医療構想では医療を高度急性期，急性期，回復期，慢性期の4つに分類し，各医療機関の分担（機能の分化）や医療機関同士の連携を促します．2025年に向けて取り組みが推進されている地域医療構想ですが，その進捗は新型コロナウイルス感染拡大の影響を受け，調整の遅れも指摘されました．しかし，2025年に終了するわけではなく，コロナ禍で顕在化した課題や労働力不足が深刻化する2040年問題等新たな地域医療構想で検討すべき事項が挙げられています．

コラム③　病診連携

　医療機関の機能分化によって，患者が症状に適した医療機関で適切な医療を受けられるよう，診療所と病院が機能・役割を分担し，相互の連携を図るのが「病診連携」です．地域の医療機関同士が連携を図ることを「医療連携」とよびます．その類型としては病診連携の他に，診療所間の連携である「診診連携」や，病院と病院の連携である「病病連携」があります．医療連携の分類としては，さらに，紹介の方向に着目した連携の分類があります．診療所から病院へ紹介を行う場合を「前方連携」，急性期治療が終了した段階で，病院から地域の診療所への紹介を「後方連携」とよびます．連携のツールの1つとして治療開始から終了までの全体的な治療計画である「クリニカル（クリティカル）パス」が使用されています．

演習課題⑦

介護者が1人で2日間外泊生活を支えましたが，介護者への影響としてどのようなことが想定されますか？

たとえば

身体的な負担は？
精神的な負担は？
仕事や生活費用への影響は？
上記から想定された解決策や制度の利用は？

在宅復帰困難な状況，その後は？

Aさんは，介護者の借家で数回外泊練習を繰り返しました．在宅生活を考えていた矢先，認知症が徐々に現れ，食事を摂ったことやトイレに行ったこと等，すぐ前に行動したことを忘れるようになり，その都度介護者へ依頼するような状態へと変化していきました．そのため，在宅生活は困難と判断されました．

演習課題⑧

Aさんは，在宅復帰が困難となりました．その後どのような経過が想定されますか？

たとえば

病院の入院期間はどのくらいが限度か？
Aさんが今後利用できる施設はどのような施設か？

演習課題⑨

Aさんは，認知症を発症していますが，病院，施設等で起こる問題やその対応はどのようなものが想定できますか？

たとえば

認知症にはどのような症状があるか？（コラム④，⑤）
認知症があることで病院側とAさんに起こる問題やその対応は？
認知症があることで施設側とAさんに起こる問題やその対応は？

演習問題⑩

認知症がある方が在宅生活をする場合に家庭内に起こるさまざまな問題や対応を考えてみましょう．

演習課題の要点

それぞれの演習課題について，自分なりの考えをまとめることができましたか？　次に，演習課題の回答例として，考える際の要点を挙げています．参考にしながら，グループでさらに検討を深

コラム④　認知症

認知症とは，脳器質性疾患によって慢性的に生じた認知機能障害状態の総称です．65歳以上の高齢者4〜5％にみられます．記憶力や見当識の障害が初発症状となる場合と，人格変化や行動障害が初発症状となる場合とがあります．

認知症は基本的に不可逆性ですが，可逆性のこともあります．突然の骨折等による入院で生活環境が変化し，回復までの一定の期間に認知症を呈する場合も多くみられます．

認知症は，アルツハイマー病，脳血管性認知症，レビー小体型認知症，その他いくつかの種類に分けられます．さまざまな環境に合わせ，接する側の対応だけでも落ち着いてくる場合や，数年かけて加齢や活動性低下とともに落ち着く場合，状況によっては，認知症専門医への受診と薬による治療が行われる場合があります．

コラム⑤　徘徊

徘徊とは，"あてもなくうろうろと歩き回ること"を意味します．車椅子で施設内をぐるぐる回る場合もあります．地誌的障害等で，トイレの場所がわからなくなっているのを徘徊と思われてしまう場合もあります．

徘徊は，ただやみくもに歩いているわけではなく，以前に住んでいた家に帰ろうとしている等，本人なりの意味があって歩いている場合もあるため，気持ちを理解し，落ち着かせてあげられるような冷静な対応が必要となります．

めてみてください．

演習課題①の要点

病院からすぐに自宅退院するような例では，生活空間が限定されるため運動量が低下することや対人関係が家族等に限定されることが危惧されます．今以上の身体機能の回復等が期待されれば，転院し医学的リハビリテーションを継続することも選択肢の1つになるでしょう．もし自宅退院する場合には，訪問リハビリテーションの導入やデイケア等の在宅福祉サービスの導入等も考慮する必要があるでしょう．

演習課題②の要点

在宅で生活するためには，車椅子座位，ベッドと車椅子間の移乗の自立度の程度が重要となります．これらの動作能力が確立されれば，トイレでの排泄も可能になるかもしれません．また生活空間の拡大にもつながります．

演習課題③の要点

失語症により言語による意思表示が難しい場合は，ジェスチャー等で表出できること，また介護者がそれを理解できることが望まれます．特に，自分の言いたいことがうまく伝わらないもどかしさにより患者自身がストレスを抱え介護者に不満をぶつけてくることもあります．介護者にはそのようなことも理解していただく必要があります．

演習課題④の要点

❶の場合は，身体的機能や高次脳機能障害等の回復程度にもよりますが施設入所も検討しなければならないかもしれません．

❷の場合は，妻がキーパーソンとなり介護者になることが予想されます．日常生活のさまざまな場面で介護負担が生じることを考える必要があります．さらに，経済的な問題で介護者である妻が日中仕事をしなければいけないと考えた場合，日中のAさんの環境設定を考えなくてはなりません．たとえば一人で安全に留守番ができるのか，そのための家屋改修は必要か否か，またはデイサービスやホームヘルプサービスの利用等も考慮する必要があります．

❸の場合は，さらに子どもの背景を考える必要があります．たとえば，社会人なのか学生なのかで協力体制も異なります．また，経済的な負担（支援）等も違ってきます．たとえ家族の一人が障害を抱えただけでも家族全体に影響を及ぼすことを考え，家族支援についても考慮する必要があります．

演習課題⑤の要点

エレベーターがない場合は，階段を利用することになりますが，手すりが片方にしかない場合も予想されます．実際の外泊先を想定した訓練室外での練習や，介護者への介助方法の指導も重要です．また，ベッド等は手すり等のない家庭用のベッドが予想されます．同様に起き上がり方法や介助方法の指導が必要になるでしょう．

演習課題⑥の要点

食事を摂る場所，食事に用いる自助具，献立，食事に要する時間等も考えてみましょう．トイレには，装具を装着して歩行して移動するのか，あるいは車椅子で移動するのか，夜間はどうするのか（尿瓶やポータブルトイレの利用等）考えてみましょう．また，頻尿等により回数が多い場合にはそれだけで介護者の負担も大きくなります．運動量の減少や腹圧の低下等により便秘を生じた場合には，排便にかかる時間も長くなります．やはり介護者の身体的・精神的負担は大きくなりますね．

入浴については，まず入浴が可能かどうかを考える必要があります．入浴可能な場合は，シャワーチェアや浴槽へのバスボード等の利用，出入りの介助方法，洗体の介助方法等を考え指導することも必要です．

会話相手や接する人は，来訪者がいない限りは介護者一人のみとなります．刺激量としては，介護者との会話やテレビ等に限られてしまうかもしれません．しかし，電話を使用して親戚や友人等と会話をする機会をつくることも可能です．この際も，失語症の程度や会話相手の失語症への理解度も問題となるでしょう．

1日の運動量は，日常生活上のごく限られたものになるでしょう．今後，退院となった場合に，どのように運動量を確保していくか検討することも必要でしょう．

演習課題⑦の要点

身体的負担としては，食事の準備，洗濯，整容，

トイレ，入浴介助等が挙げられます．精神的負担としては，転倒への危惧により常に気を抜くことができないこと等がありそうです．認知症がある例では，食事またはトイレ等，今済ませたことを忘れて何度も要求することもあり，非常に大きな精神的負担となります．

仕事や経済面への影響としては，短期的な外泊であれば休暇で補えたとしても，退院後の長期間にわたる介護を考えた場合には仕事の継続が難しくなることも考えられます．また，住宅改修等にかかるその他の費用も考えられます．

これらに対する解決策は，最終的には家族・本人で決定することになりますが，たとえ在宅生活にならず施設入所を選択したとしても，それは間違いではありません．本人の希望を優先するのは大切ですが，介護者を含めた包括的な判断が必要になります．たとえば，在宅生活を選択する場合は，ホームヘルプサービスやデイサービス等の在宅福祉サービスの活用等を考慮する必要があります．

演習課題⑧の要点

病院での入院期間は一概にはいえませんが，おおむね3か月程度から半年となることが多いようです．Aさんのように比較的年齢が若い場合には障害者総合支援法下のサービス利用も選択肢の1つですが，特定疾病により介護保険下の施設の利用も可能です．すぐに施設に入所することが難しい場合には一度退院して，ショートステイを利用しながら施設入所を待つことも可能かと思われます．また，介護老人保健施設を選択するのか，特別養護老人ホームを選択するのかも考える必要があります．

演習課題⑨の要点

徘徊，夜間せん妄等がある場合は，昼夜逆転することがあり，介護者の睡眠不足や精神的負担を助長することもあります．介護拒否や暴言・暴力がみられる場合は，在宅生活の妨げになるだけでなく，施設においても職員や入所者への影響が考えられます．

その他，身体機能の障害は軽度でも，重度の認知症があるがゆえに介護度が非常に高くなることも考えられます．

本ケースの帰結

Aさんは救急病院退院後，リハビリテーションを目的に3か所転院しました．その後，療養を目的に2か所の施設に入所し，3か所目に特別養護老人ホームへ入所され，発症後9年経過した現在，車椅子自立・トイレおよびベッド移動自立レベルでの生活を送っています．旅行や外泊までは難しいですが，休日は，家族との面会や外出しておいしいものを食べに行く等，楽しみをもちながら元気に生活しています．

Ⅱ. 在宅復帰例

Case 2：Bさん（26歳，独身，男性）
若年齢層の在宅復帰は？

Bさんは，交通事故にて頭部外傷を受傷，救急車で急性期病院へ運ばれました．一命を取りとめましたが，四肢麻痺およびびまん性脳損傷による高次脳機能障害（失語症を伴う）の後遺症が残存しました．約2年の入院を経て，車椅子での生活が可能になり，トランスファー中等度介助レベルにて両親と在宅生活を送ることになりました．四肢麻痺の程度は，筋緊張が非常に強く左上下肢はほぼ廃用状態ですが，右上下肢は部分的に日常生活で用いることが可能なレベルです．

演習課題①
Bさんがこれから在宅生活を継続していくうえで身体機能を維持するために必要なことを考えてみましょう．

演習課題②
在宅復帰が可能となった要因を挙げるとすればどのようなことが考えられますか？

演習課題③
Bさんは，外来リハビリテーションを継続していますが，その目的にはどのようなことが考えられますか？

演習課題④
Bさんが，外来リハビリテーション以外で機能回復を図る場合，どのような場面（方法）が考えられますか？ また自宅以外で利用できる資源はありますか？

演習課題⑤
Bさんのご両親の役割分担は，父親が車を運転し通院の送迎や外出に連れ出す他に，トランスファー介助，オムツ交換を行い，母親は整容，食事，薬の管理，その他を主に行っています．今後，ご両親は加齢により介護が難しくなる可能性があります．ご両親のどちらかの協力が得られなくなった場合，どのようなことが予測され，どのような解決策を考えますか？

演習課題の要点

演習課題①の要点
筋緊張が非常に強い場合，関節拘縮の防止を考える必要があります．特に車椅子での生活を考えると，股関節，膝関節は屈曲拘縮をきたしやすいと考えられます．家族へのストレッチング方法の指導や車椅子座位以外への姿勢変換が重要です．その他，どのような方法で運動量を確保するか，たとえばデイケアや訪問リハビリテーション等の活用検討も必要でしょう．

演習課題②の要点
Bさん本人の状態が安定したことが重要です．その他に，車椅子レベルでの住宅環境が整っていること，家族の介護を支援する体制が整っていること等が大切でしょう．

演習課題③の要点
まずは，機能維持，改善が考えられます．その他には，通院することによる外出機会の確保や，定期的な通院による身体機能のチェック（拘縮や体重管理等）も考えられます．

演習課題④の要点
訪問リハビリテーションサービスやデイケア等公的（フォーマル）なサービスの利用や，患者会等の非公的（インフォーマル）な活動への参加が考えられるでしょう．患者会等で同じような状況にある仲間に出会うことは家族にとっては有用な情報を得るための源にもなるでしょうし，本人が仲間に出会うことでピア（仲間）サポートの構築にもつながることがあります．

演習課題⑤の要点
父親の介護能力が低下した際には，通院や外出の減少が考えられます．さらに母親の介助による

トランスファーが難しい場合には，ベッド上で寝たきりの生活になることも懸念されます．それらを防ぐために，リフター等の福祉用具の導入やホームヘルプサービス，長期的には施設生活の検討も必要になるかもしれません．家族の介護能力のみに頼るのではなく，他の介護資源の整備も必要になりますね．

本ケースの帰結

現在，Bさんは，在宅生活を送って7年が経過しました．車椅子での移動は自立し，トイレおよびベッドのトランスファーは介助レベルで生活を送っています．問いかけにただ答えるだけの会話から，Bさん自ら話すことも多くなってきています．尿意・便意については，わかるときとわからないときがまだ混在しています．楽しみはポータブルゲームを行うことのようです．

Bさんの1週間のスケジュールは，月曜日はケアステーション（高次脳機能障害者支援）利用，火曜日は通院リハビリテーション，水曜日は訪問入浴サービスの利用，木曜日は民間施設を利用，金曜日は通院リハビリテーションを行っています．また，月1回は地域の訪問リハビリテーションを利用しています．家族の協力もあり，平日はすべて予定が組まれ，土日にゆっくりとできるよう充実した生活を送っています．

機能回復は現在もみられ，体力維持向上を目的とするリハビリテーションを継続しています．入院したり体調を崩したりすることもなく過ごしています．

Case 3：Cさん（56歳，女性）
人工呼吸器管理のもとでの在宅復帰

Cさんは，頸髄の進行性の病気により四肢麻痺となり，人工呼吸器管理のもと，在宅復帰をしました．動かせる部位は頸部から頭部の範囲であり，四肢体幹を動かすことはできません．また気管切開を行い呼吸器を装着しているので声を出すことができない状態です．家族構成は，本人，夫，娘夫婦の4人暮らしで，キーパーソンは同居の娘さんです．

演習課題①
Cさんは，四肢麻痺の状態で，自分で体を動かすことができません．介助を要する項目としてどのようなことが考えられますか？

演習課題②
人工呼吸器管理への対応として介護者が習得すべきこととしてはどのようなことが考えられますか？

演習課題③
Cさんは，導尿のため膀胱内にバルーンカテーテルを留置しています．また，栄養管理のため経鼻胃管栄養を使用しています．日常生活において介護者はどのようなことに注意する必要がありますか？

演習課題④
Cさんは，ほぼベッド上臥床の状態で1日を過ごされます．今後どのような身体的リスクが考えられますか？

コラム⑥　災害時要援護者に対する避難支援について

国は，災害から自らを守るために安全な場所に避難する等の災害時の一連の行動をとるのに支援を要する高齢者や障害者等を災害時要援護者とし，地方公共団体では，災害時要援護者の把握および支援体制を構築してきています．しかし，災害時要援護者個別に対する避難支援計画は一部団体のみでしか実施できていません．また，災害時要援護者の方は，「避難方法がわからず，避難することをあきらめざるをえない心情である」との報告もあります．

理学療法士は，これまで主に地震発生後の避難所での活動（避難所の住環境整備や，避難者の運動機能低下の予防）を行ってきました．しかし，今後はこれらの活動に加え，災害発生前から災害時要援護者に対する個別の避難支援計画の立案，避難訓練の実施などを通じて，災害時要援護者が安心して在宅生活を送れるような支援も必要となります．

演習課題⑤
Cさんは声が出せませんが，介護者を呼ぶときにはどのように知らせることができるでしょうか？
演習課題⑥
在宅でリハビリテーションを行う場合に，たとえばどのような配慮が必要だと考えられますか？

演習課題の要点
演習課題①の要点
日常生活全般に介助が必要となります．ほぼ全介助レベルになりますので，家族に対し適切な介助方法と拘縮予防の指導等が重要となります．また，意思を伝達するための方法も考えなくてはいけません．
演習課題②の要点
痰の吸引方法，人工呼吸器および周辺機器の管理，非常時の対応方法（アンビューバックを使用しての呼吸介助等）の習得等が必要と考えられます．
演習課題③の要点
外部から体内への管が挿入されている状態ですので，感染症に注意することが重要です．その他に，体位変換やトランスファーの際に誤って抜管するようなことは防がなくてはいけません．安全な体位変換の方法やトランスファーの方法を指導することが重要です．
演習課題④の要点
静脈血栓や沈下性肺炎，褥瘡，精神認知機能の低下等，廃用症候群が危惧されます．これらを予防するためには，なるべく離床することが必要ですが，離床の機会をどのように確保すればよいのかも検討する必要があります．経鼻胃管栄養を使用していても，家族が食事の際には一緒に食卓を囲む等生活のメリハリをつけることも必要ですね．
演習課題⑤の要点
舌を打ち鳴らす方法や，頸部等の残存機能を利用しブザーを鳴らせるような装置の工夫等が考えられます．
演習課題⑥の要点
本ケースでは，呼吸器をはじめとしたチューブ類が多いため，それらを抜管しないようにすることが大切です．その他，日常生活のほとんどが臥位姿勢のため，急激な体位変換による血行動態の変化にも注意しなくてはなりません．また，過度な関節運動による骨折等にも注意する必要があるでしょう．

本ケースの帰結
Cさんは，在宅生活を送って10年経過した現在，視力の低下やコミュニケーションの減少等が認められつつありますが，元気に在宅生活を送っています．現在は，週に3度ほど訪問看護，訪問入浴サービスを利用し，外部から介護士や看護師が自宅に来ます．キーパーソンの娘さんは，専業主婦であり熱心に介護にあたっています．夫も自宅内での仕事をしており夜間は介護にあたっています．お孫さんも増え楽しい在宅生活を送っています．

Ⅲ．在宅例

Case 4：Dさん（72歳，女性）
高齢者の在宅療養例では？

Dさんは，大腿骨頸部骨折後，医療機関で歩行器を使用し歩行ができるようになりました．自宅退院後は娘が介護をしていました．概要は表1に示したとおりです．退院後6か月が過ぎ，歩行ができなくなったとのことで，主治医の依頼により訪問リハビリテーション（訪問理学療法）を行うこととなりました．家族構成は，次女夫婦との3人暮らしであり，キーパーソンおよび主たる介護者は次女です．

演習課題①
DさんのADL状況から考えられる問題点を挙げてみましょう．

演習課題②
Dさんの排泄はベッド上でオムツを使用されていることが多いようです．ポータブルトイレを導入しているにもかかわらず，なぜベッド上で排泄が行われていたのかを考えてみましょう．また，食事もベッド上です．同様にその原因を推察してみましょう．

演習課題③
次女は，介護方法の理解が不十分でした．今回あらためて介護方法の指導を行うにあたってはどのような配慮が必要か考えてみましょう．

演習課題④
Dさんはこれから退院前のように歩行器を使用しての生活に移行することが可能でしょうか．また，そのためにはどのようなことが必要でしょうか．

演習課題の要点
演習課題①の要点

Dさんは車椅子で移動することが可能なようです．ADLの多くがベッド上となっており，ベッド上に拘束されてしまっているのは大きな問題ですね．車椅子への移乗も軽度の介助があれば可能ですので，排泄はポータブルトイレで行ったほうがよいと思われます．また，車椅子に乗れば食事もリビング等で可能だと考えられます．ベッド上の生活が多くなることにより廃用症候群が進行してしまうことが懸念されます．

演習課題②の要点

まず環境面から考えてみましょう．Dさんは車椅子への移乗も軽度の介助があれば可能なはずですから，ポータブルトイレへの移乗はそれほど大変ではなかったかと思います．しかし，排泄はオムツにしていました．オムツ交換をするのは次女ですね．使用しているベッドは昇降式ですから，介護者である次女が介護しやすい高さに設定してあった可能性があります．在宅では介護される

表1　症例の概要

経過	1994年に左大腿骨頸部を骨折し，人工骨頭置換術を施行しました．約3か月間入院し，歩行器使用での歩行ができるようになり，自宅に退院となりました．退院後，6か月が経過し，歩行はできなくなり，日中はほぼベッド上で過ごすようになりました．
介護状況	主介護者は実娘
ADL	移乗（軽介助）
	移動（自立：車椅子駆動）
	食事（自立：ベッド上）
	排泄（部分介助：ポータブルトイレをベッド脇に設置していたが，昼夜ともオムツを使用していた）
	整容　（自立：ベッド上）
	更衣　（一部介助）
	入浴　（全介助）
	コミュニケーション　（自立）
福祉用具	昇降ベッド・リクライニング式手押し型車椅子
利用サービス	訪問リハビリテーション

側，介護を提供する側の双方から考えることが必要です．もしかしたらベッドの高さがDさんが立ち上がるには適切な高さではなかったのかもしれません．また，食事は車椅子へ移乗すればベッド上で摂る必要はありません．移乗できない原因は何かを考えると，やはりベッドの高さや娘さんへの介護方法の指導が不十分であったこと等が考えられます．車椅子もリクライニング式を使用されているようですが，自分で駆動するには適しているとはいえませんね．

演習課題③の要点

実際に次女が行っていた介護方法を確認し，指導を行いましょう．これまで在宅で行ってきた介護方法を否定するのではなく，共感しながら介護方法の修正を行っていくことも大切です．さらには次女と相談して，実施可能な部分から進めることも必要かもしれません．

演習課題④の要点

まずは離床が大切ですね．そのためには次女への介護の指導，環境の整備を見直すことが必要です．あくまでも廃用性の能力低下ですので改善の余地があります．場合によっては一時的に医療機関で理学療法を受ける等が必要かもしれません．いずれにしても可能性が残っているのであればアプローチすることも大切だと思います．

本ケースの帰結

Dさんは，しばらくして日中ポータブルトイレでの排泄が可能になり，ダイニングテーブルで食事を摂るようになりました．徐々に体力も向上し歩行器を使用して歩くことができるようになりました．

訪問開始から3か月後には，月に1週間程度，介護老人保健施設への短期入所サービスを利用するようになりました．施設利用時には，担当者（Dさんの場合は，作業療法士）に在宅での生活機能や訪問理学療法の内容等の状況を報告し，サービス終了時には再度情報を返してもらうよう担当者間で情報交換するようにしました．半年ほどすると，DさんはT字杖を使用し歩行ができるまでになりました．もちろん，自宅ではトイレを使用するようになっています．

コラム⑦　終末期リハビリテーション

終末期医療という言葉や終末期ケアという言葉は広く認知されるようになりました．終末期医療に関するガイドラインでは「可能な限り疼痛やその他の不快な症状を緩和し，患者・家族等の精神的・社会的な援助も含めた総合的な医療及びケアを行う」とされ，この総合的な医療およびケアにはリハビリテーションも含まれます．

介護保険でも第2号被保険者に末期がん患者が含まれ，終末期を自宅で迎える人も多くなってきています．このような末期にあるがん患者らに対してはADLの向上を望むのは難しく，むしろ緩和ケアの一助として理学療法が有用である場合があります．しかし，QOLという観点から考えれば「人生に意味を見いだすこと」や「他者の負担になっていると感じないこと」等は重要であり，緩和ケア以外にアプローチできる側面も理学療法士はもち合わせているといえるでしょう．

今後ますます重要となる終末期リハビリテーションにおいて理学療法士が担う役割は増えることが予想されます．

（松田智行・橋本貴幸）

文　献

(ホームページはすべて 2024 年 9 月閲覧)

第 1 章

1) 池上直己・他：臨床のための QOL 評価ハンドブック．pp2-7，医学書院，2001．
2) 大田仁史：地域リハビリテーションの歩みと理学療法士への期待．理学療法学，42(8)：829-830，2015．
3) 伊藤利之：地域リハビリテーションマニュアル．p3，三輪書店，1995．
4) 一般社団法人日本リハビリテーション病院・施設協会：地域包括ケアシステム構築に向けた地域リハビリテーション体制整備マニュアル．p14，2021．
5) 澤村誠志，奥野英子：リハビリテーション連携論．pp16-24，三輪書店，2009．
6) 大田仁史：地域リハビリテーション原論 Ver.5．pp12-16，医歯薬出版，2010．
7) International Labour Organization, United Nations Educational, Scientific and Cultural Organization and the World Health Organization：CBR A Strategy for Rehabilitation, Equalization of Opportunities, Poverty Reduction and Social Inclusion of People with Disabilities Joint Position Paper. World Health Organization, 2004.
8) 障害分野 NGO 連絡会 (JANNET)（著），河野　眞・上野悦子（編）：CBR ガイドライン概要版＆ CBR マトリックス使用の手引き．障害分野 NGO 連絡会 (JANNET).
9) 日本障害者リハビリテーション協会（著），上野悦子（監修）：CBR ガイドライン日本語訳．日本障害者リハビリテーション協会，2018．
   https://www.dinf.ne.jp/doc/japanese/intl/un/CBR_guide/index.html

第 2 章

1) 総務省統計局：統計トピックス No.138　統計からみた我が国の高齢者—「敬老の日」にちなんで—
2) 内閣府ホームページ：令和 5 年版高齢社会白書．
3) 内閣府ホームページ：令和 5 年版障害者白書．
4) 厚生労働省ホームページ：平成 28 年 生活のしづらさなどに関する調査（全国在宅障害児・者等実態調査）
5) 厚生労働省社会・援護局障害保健福祉部企画課：「平成 18 年度身体障害児・者実態調査結果」
6) 新しい時代の特別支援教育の在り方に関する有識者会議（報告）（令和 3 年 1 月）．
7) 厚生労働省ホームページ：医療的ケア児について．
8) 厚生労働省老健局：介護保険制度の概要（令和 3 年）．
9) 厚生労働省：介護保険法施行令　第二条第一号，1998．
10) 厚生労働省社会・援護局障害保健福祉部：障害者総合支援法における障害支援区分認定調査員マニュアル．2014．
11) 厚生労働省ホームページ：地域包括ケアシステム．
12) 三菱 UFJ リサーチ＆コンサルティング：「＜地域包括ケア研究会＞地域包括ケアシステムと地域マネジメント」（地域包括ケアシステム構築に向けた制度及びサービスのあり方に関する研究事業），平成 27 年度厚生労働省老人保健健康増進等事業，2016．
13) 長寿社会開発センター：地域ケア会議運営マニュアル．p65，2013．
14) 厚生労働省ホームページ：介護予防の推進について．
15) 厚生労働省ホームページ：「地域共生社会」の実現に向けて（当面の改革工程）．2017．
16) 厚生労働省ホームページ：「地域共生社会」の実現に向けた改革の骨格．
17) 厚生労働省ホームページ：我が国の人口について　人口の推移，人口構造の変化．
18) 内閣官房ホームページ：全世代型社会保障構築会議報告書（令和 4 年 12 月 16 日）．

第 3 章

1) 要介護認定等に係る介護認定審査会による審査及び判定の基準等に関する省令（平成十一年四月三十日厚生省令第五十八号）
2) 厚生労働省ホームページ：公的介護保険制度の現状と今後の役割（平成 30 年度）
3) 厚生労働省ホームページ：令和 4 年度地域づくり加速化事業の成果物（研修動画等）について　1. 有識者による市町村向け研修．
4) 厚生労働省ホームページ：介護予防・日常生活支援総合事業の基本的な考え方．
5) 厚生労働省ホームページ：「介護予防・日常生活支援総合事業のガイドラインについて」の一部改正について．
6) 高室成幸（監修）：図解入門ビギナーズ 最新介護保険の基本と仕組みがよ〜くわかる本．p143，秀和システム，2011．
7) 厚生労働省ホームページ：第 113 回社会保障審議会介護給付費分科会資料．
8) 厚生労働省ホームページ：人生の最終段階における医療・ケアの決定プロセスに関するガイドライン．
9) 厚生労働省ホームページ：リハビリテーション・個別機能訓練，栄養，口腔の実施及び一体的取組について．

第 4 章

1) 宮本顕二：在宅呼吸管理．COPD FRONTIER, 7(2)：180-185, 2008．
2) 日野由香里，森下正樹：使いこなそう！透析周辺機器 原理と正しい使い方 第 7 回人工呼吸器．透析ケア，16(1)：3-5, 2010．
3) 多田宜正，金澤めぐみ：在宅酸素療法．おはよう 21, 20(12)：48-49, 2009．
4) 小山信一郎・他：酸素療法の安全で適切な方法．治療と診断，97(1)：24-30, 2009．
5) 上野　滋：栄養法のいろいろ．ナーシング，28(11)：42-44, 2008．
6) 田村佳奈美：静脈栄養法．消化器外科ナーシング，12(10)：1066-1070, 2007．
7) 多田宜正，金澤めぐみ：中心静脈栄養．おはよう 21, 20(12)：44-45, 2009．
8) 田村佳奈美：中心静脈栄養法．消化器外科ナーシング，12(11)：1170-1174, 2007．
9) 多田宜正，安西真由美：褥瘡のある人．おはよう 21, 20(12)：22-23, 2009．
10) Rogers J, Wilson LF：Preventing recurrent tissue breakdowns after "pressure sore" closures. *Plast Reconstr Surg*, 56(4)：419-422, 1975.
11) Defloor T, et al：The effect of various combinations of turning and pressure reducing devices on the incidence of pressure ulcers. *Int J Nurs Stud*, 42(1)：37-46, 2005.

12) 堂本勝子：褥瘡予防とケア．消化器外科ナーシング，12(7)：724-729, 2007.
13) 仲上豪二朗，真田弘美：ずれ予防の最新知見．エキスパートナース，26(11)：26-29, 2010.
14) 一般社団法人日本褥瘡学会(編)：改定DESIGN-R®2020コンセンサス・ドキュメント．照林社，2020.
15) 一般社団法人日本環境感染学会：医療機関における新型コロナウイルス感染症への対応ガイド 第5版．2023.
16) インフェクションコントロール編集室：図解でわかる！みんなの感染対策キホンノート．インフェクションコントロール(秋季増刊)：18-45, 151-157, 2014.
17) 洪 愛子(編)：感染対策の必須テクニック117．インフェクションコントロール(秋季増刊)：10-50, 66-67, 2010.
18) 矢野邦夫，森兼啓太(編)：臨床ですぐ使える 感染対策エビデンス集＋現場活用術．インフェクションコントロール(春季増刊)：12-28, 2010.
19) 土浦協同病院：感染症委員会資料．2024.
20) 昜川 元：新しい呼吸ケアの考え方 実践！早期離床完全マニュアル．p67, 慧文社，2007.
21) 清水 耕・他：深部静脈血栓症(DVT)の発生危険因子．関節外科，24(4月増刊号)：16-25, 2005.
22) 石井政次・他：人工股関節置換術のDVTとその対策．関節外科，26(12)：1394-1399, 2007.
23) 厚生労働省老人保健福祉局：介護保険の給付対象となる福祉用具及び住宅改修の取扱いについて(老企第34号平成12年1月31日).
24) 厚生労働省：厚生労働大臣が定める福祉用具貸与及び介護予防福祉用具貸与に係る福祉用具の種目(厚生省告示第93号).
25) 厚生労働省：補装具の種目，購入又は修理に要する費用の額の算定等に関する基準(厚生労働省告示第528号).
26) 総務省：平成30年版障害者白書．2018.
27) 野本慎一・他：心をつなぐクラウド型在宅医療情報共有システム．日老医誌，54(2)：165-171, 2017.
28) 総務省ホームページ：「未来をつかむTECH戦略」～とりまとめ～．2018.
29) 石塚忠雄：新しい靴と足の医学．pp1-9, 金原出版，1992.
30) 厚生労働省ホームページ：健康日本21評価作業チーム「健康日本21最終評価」．
31) 久野譜也：介護予防のための筋力トレーニング指導法．pp19-27, ナップ，2006.
32) 田中尚喜：百歳まで歩く．pp153-171, 幻冬舎，2006.
33) 厚生労働省：健康づくりのための運動指針2006．運動所要量・運動指針の策定検討会，2006.
34) 村瀬訓生・他：身体活動量の国際標準化．厚生の指標，49(11)：1-9, 2002.
35) 鈴木隆雄：介護予防の経緯と現状．日老医誌，49(1)：50-53, 2012.
36) 厚生労働省ホームページ：介護予防・日常生活支援総合事業の基本的な考え方．
37) 厚生労働省ホームページ：国民生活基礎調査の概況．
38) 公益社団法人日本整形外科学会ホームページ：ロコモONLINE.
39) Rosenberg IH：Summary comments. *Am J Clin Nutr*, 50(5)：1231-1233, 1989.
40) Chen LK, et al：Asian Working Group for Sarcopenia：2019 Consensus Update on Sarcopenia Diagnosis and Treatment. *J Am Med Dir Assoc*, 21(3)：300-307, 2020.
41) 葛谷雅文：老年医学におけるSarcopenia & Frailtyの重要性．日老医誌，46(4)：279-285, 2009.
42) Fried LP, et al：Cardiovascular Health Study Collaborative Research Group. Frailty in older adults：evidence for a phenotype. *J Gerontol A Biol Sci med Sci*, 56(3)：146-156, 2001.
43) Shimada H, et al：Combined prevalence of frailty and mild cognitive impairment in a population of elderly Japanese people：*J Am Med Dir Assoc*, 14(17)：518-524, 2013.
44) Xue QL, et al：Initial manifestations of frailty criteria and the development of frailty phenotype in the Women's Health and Aging Study II. *J Gerontol A Biol Sci med Sci*, 63(9)：984-990, 2008.
45) 公益社団法人日本理学療法士協会：「E-SAS」ホームページ．
46) Baker PS, Bodner EV, et al：Measurring life-space mobility in community-dwelling older adults. *J Am Geriatr Soc*, 51(11)：1610-1614, 2003.
47) 芳賀 博：北海道における転倒に対する意識・態度の尺度化．「平成7年度～平成8年度科学研究費補助金基盤研究A[1]研究成果報告書地域の高齢者における転倒・骨折に関する総合研究」．pp127-136, 1977.
48) Podsiadlo D, Richardson S：The timed "UP & GO"：a test of basic functional mobility for frail elderly persons. *J Am Geriatr Soc*, 39(2)：142-148, 1991.
49) Lubben J, et al：Performance of an abbreviated version of the Lubben Social Network Scal among three European community-dwelling older adult populations. *Gerontologist*, 46(4)：503-513, 2006.
50) 茨城県立健康プラザホームページ：シルバーリハビリ体操指導士養成事業．
51) 内田智子・他：茨城県のシルバーリハビリ体操指導士養成事業と現状．月刊介護保険，211：52-57, 2013.
52) 小澤多賀子・他：介護予防ボランティア活動と認定割合に負の相関関係．介護保険情報，14(1)：28-30, 2013.
53) 厚生労働省ホームページ：令和4年の労働災害発生状況を公表．
54) 厚生労働省ホームページ：社会福祉施設における労働災害防止に向けたより一層の取組について．
55) 厚生労働省ホームページ：「人生の最終段階における医療・ケアの決定プロセスに関するガイドライン」の改訂について．
56) 阿部太哉・他：理学療法士の立場から 最期まで生きるための勇気をサポート．看護，69(8)：89-92, 2017.
57) 中村隆一(監修)：入門リハビリテーション医学 第3版．p709, 医歯薬出版，2007.
58) 末澤義之：患者・家族の意向を尊重した意思決定支援 特にアドバンス・ケア・プランニング(ACP)について．看護，70(7)：71-75, 2018.
59) 田沼 明：がん治療全過程を通じてのリハビリテーション(緩和・在宅を含めて)．日本気管食道科学会会報，69(2)：158-159, 2018.
60) 日本リハビリテーション医学会・がんのリハビリテーションガイドライン策定委員会(編)：がんのリハビリテーションガイドライン．金原出版，2013.
61) 栗原正紀：JRAT(日本災害リハビリテーション支援協会)の創設とその意義．MED REHABIL，272：1-8, 2022.
62) 一般社団法人日本災害リハビリテーション支援協会ホームページ：JRATパンフレット．
63) 松田智行・他：地震を想定した災害時要援護者に対する避難支援 移動に障害のある人の避難訓練と避難訓練事例集の活用方法．理学療法学，38(6)：449-459, 2011.

索引

和文

あ
アクセシブルデザイン　86
アドバンス・ケア・プランニング　57, 128
アドバンス・ディレクティブ　128
アンダーソン・土肥の基準　81

い
イーサス（E-SAS）　125
医学的リハビリテーション　2
医師　14
維持期リハビリテーション　8
移乗　111, 114
移動用リフト　104
医療的ケア児　23
胃瘻　69
インクルーシブ教育　23
インフォーマルサービス　36
インフォームド・コンセント　129

え
栄養状態　67, 70

お
応益負担　29
応能負担　29

か
介護医療院　56
介護給付　32, 55
介護支援専門員（ケアマネジャー）　14, 27
介護福祉士　15
介護保険制度　13, 24
介護保険法　97
介護予防　25, 41, 119
介護老人福祉施設　56
介助方法　109
回復期リハビリテーション　8
家庭内事故死　86
簡易スロープ　92
環境制御装置　106
看護師　14
感染予防　74

緩和ケア　129

き
気管支炎　81
基本チェックリスト　52
逆流性食道炎　82
ギャッジアップ　72
急性期リハビリテーション　8
教育的リハビリテーション　2
共助　40
起立性低血圧　81

く
車椅子　102
訓練等給付　33

け
ケアマネジメント　54
経腸栄養法　67
契約制度　28
健康増進　115

こ
公助　40
高齢者人口　20
高齢者の活動的な地域生活の営みを支援するアセスメントセット（E-SAS）　125
誤嚥性肺炎　82
ゴールドプラン　12
国際標準化身体活動質問表（IPAQ）　116
互助　40

さ
サービス担当者会議　15
災害支援　132
災害時要援護者　140
在宅酸素療法（HOT）　65
在宅人工呼吸療法（HMV）　64
作業療法士　14
サルコペニア　121
産業保健　127
酸素吸入装置　66

し
支援費制度　28
自助　40
施設サービス　56
持続可能な開発目標　6

自動体外式除細動器（AED）　84
社会的包摂　10
社会的リハビリテーション　2
社会福祉士　15
住宅改修　87, 88
終末期リハビリテーション　143
障害支援区分　34
障害者自立支援法　28
障害者総合支援法　28, 97
情報通信技術　106
静脈栄養法　69
職業的リハビリテーション　2
褥瘡　70
褥瘡評価ツール　73
自立生活運動　3
新・高齢者保健福祉10か年戦略（新ゴールドプラン）　12
身体障害者福祉法　21
心肺蘇生　84
深部静脈血栓症（DVT）　65, 83

す
すのこ　94
スポーツ　108
すりつけ板　93
スリングシート　104
スロープ　93
　　――の勾配　93

せ
生活支援機器　97
生活リズム　79
成年後見制度　37
摂食・嚥下　67

そ
ソーシャルインクルージョン　10
措置制度　28

た
体位変換　71
多職種連携　14
立ち上がり　112
脱水　82
団塊の世代　38
段差解消機　92

ち
地域　5

地域共生社会　44
地域ケア会議　18, 41
地域支援事業　50
地域生活支援事業　33
地域包括ケアシステム　38
地域包括支援センター　37
地域密着型サービス　13
地域理学療法　11
地域リハビリテーション　7
地域連携（クリティカル）パス　15
地域連携診療計画加算　18
蓄尿バッグ　78
中心静脈栄養法　69
腸閉塞（イレウス）　80

つ
通所サービス　58
杖　99

て
低酸素血症　82
手すり　90
電動車椅子　104

と
トイレ　92
特定疾病　25, 61
特別支援教育　22
トランスファー　111

な
難病　31

に
日常生活圏域　6
日常生活用具　105
入退院支援加算　18
認知症　136

の
ノーマライゼーション　4

は
肺炎　81
徘徊　136
バイタルサイン　79, 80
発達障害　22
鼻カニュラ　66

バリアフリーデザイン　86
パルスオキシメーター　66

ひ
標準予防策　74
病診連携　135

ふ
フォーマルサービス　36
福祉関係八法　12
福祉用具　96
福祉用具法　96
フレイル　121

ほ
訪問サービス　58
保健医療圏　5
保健師　14
歩行器　100
歩行補助具　99
ポジショニング　109
ホスピス　129
補装具　96, 98

み
看取り　57

や
薬剤　83

ゆ
ユニバーサルデザイン　86

よ
要介護認定　48
浴室　92
予防給付　55

り
リハビリテーション　2
　——の4分野　2
　——の中止基準　81
　——の定義　2
リハビリテーションマネジメント　58
リビングウィル　128

れ
レクリエーション　108

ろ
老人保健福祉計画　12

老人保健法　12
ロコモティブシンドローム　120

───── 欧文 ─────

C
Cane　100
CBR（Community Based Rehabilitation）　10
CBRマトリックス　10
Crutch　100

E
ECOG PS（Eastern Cooperative Oncology Group Performance Status）　131

I
ICT　106
IL運動（Independent Living Movement）　3

J
JRAT　132

K
KPS（Karnofsky Performance Status）　131

M
METs　117

Q
QOL（Quality of Life）　3

S
SDGs（Sustainable Development Goals）　6
SF-36　3

W
WHO PS（World Health Organization Performance Status）　131

数字
5疾病・6事業　135
21世紀における国民健康づくり運動（健康日本21）　115, 116

【編者略歴】

浅川 育世(あさかわ やすつぐ)

1990年	弘前大学医療技術短期大学部理学療法学科卒業
同　年	土浦協同病院勤務
1995年	佛教大学通信教育課程社会学部社会福祉学科卒業
1996年	茨城県立リハビリテーションセンター勤務
2000年	筑波大学大学院教育研究科カウンセリング専攻リハビリテーションコース修了
同　年	茨城県立医療大学付属病院勤務
2005年	日本工学院専門学校理学療法学科勤務
2010年	群馬大学大学院医学系研究科博士後期課程修了
同　年	茨城県立医療大学保健医療学部理学療法学科 准教授
2017年	茨城県立医療大学保健医療学部理学療法学科 教授

ビジュアルレクチャー
地域理学療法学　第4版　　ISBN978-4-263-21815-0

2012年1月10日　第1版第1刷発行
2015年12月5日　第2版第1刷発行
2019年1月10日　第3版第1刷発行
2024年12月10日　第4版第1刷発行

編　者　浅川　育世
発行者　白石　泰夫
発行所　医歯薬出版株式会社
〒113-8612　東京都文京区本駒込1-7-10
TEL. (03) 5395-7628(編集)・7616(販売)
FAX. (03) 5395-7609(編集)・8563(販売)
https://www.ishiyaku.co.jp/
郵便振替番号 00190-5-13816

乱丁,落丁の際はお取り替えいたします.　　印刷・真興社／製本・榎本製本

© Ishiyaku Publishers, Inc., 2012, 2024. Printed in Japan

本書の複製権・翻訳権・翻案権・上映権・譲渡権・貸与権・公衆送信権(送信可能化権を含む)・口述権は,医歯薬出版(株)が保有します.

本書を無断で複製する行為(コピー,スキャン,デジタルデータ化など)は,「私的使用のための複製」などの著作権法上の限られた例外を除き禁じられています.また私的使用に該当する場合であっても,請負業者等の第二者に依頼し上記の行為を行うことは違法となります.

JCOPY ＜出版者著作権管理機構 委託出版物＞

本書をコピーやスキャン等により複製される場合は,そのつど事前に出版者著作権管理機構(電話03-5244-5088, FAX 03-5244-5089, e-mail:info@jcopy.or.jp)の許諾を得てください.